Verbum ✭ ENSAYO

ENRIQUETA FABER:
TRAVESTISMO, DOCUMENTOS E HISTORIA

Verbum ✶ ENSAYO

Directores de la colección:
JOSÉ MANUEL LÓPEZ DE ABIADA
PÍO E. SERRANO

Edición, introducción y notas de
JAMES J. PANCRAZIO

Enriqueta Faber:
travestismo, documentos e historia

EDITORIAL **V** *Verbum*

© James J. Pancrazio, 2008
© Editorial Verbum, S.L., 2008
Eguilaz, 6, 2º Dcha. 28010 Madrid
Apartado Postal 10.084. 28080 Madrid
Teléf.: 91 446 88 41 - Telefax: 91 594 45 59
e-mail: verbum@verbumeditorial.com
www.verbumeditorial.com
I.S.B.N.: 978-84-7962-446-0
Depósito Legal: SE-437-2009
Diseño de cubierta: Pérez Fabo
Fotocomposición: Origen Gráfico, S.L.
Printed in Spain /Impreso en España por
PUBLIDISA

Todos los derechos reservados. No se permite la reproducción total o parcial
de este libro, ni su incorporación a un sistema informático, ni su transmisión
en cualquier forma o por cualquier medio, sea éste electrónico, mecánico,
reprográfico, gramofónico u otro, sin el permiso previo y por escrito
de los titulares del copyright.

Agradecimientos

Quiero agradecer a mi esposa Anita y mis hijas Daniela y Carolina por haber mostrado interés en este proyecto, a la Sra. Lesbia Varona, bibliotecaria de la Colección Cubana de la Universidad de Miami, por ayudarme a localizar una copia de *La Administración*, y a Gustavo Guerra, de la Biblioteca del Congreso, en Washington, D.C., por su atención durante mi visita.

Expreso mi más profundo agradecimiento al College of Arts and Sciences, de Illinois State University, por el apoyo del University Research Grant en 2006. Fue muy alentadora la ayuda y el apoyo de mis amigos y colegas Carmela Ferradáns y Jaime A. Orrego. Por otra parte, deseo expresar mi gratitud a Lilliam Moro Núñez por sus excelentes sugerencias y comentarios durante el proceso de editar el manuscrito.

Expreso también mi gratitud a la revista *Encuentro de la Cultura Cubana* por haberme permitido utilizar parte de mi artículo "El travestismo y la tradición del desconocimiento en Cuba", y a la *Revista de Estudios Hispánicos* por el permiso para usar mi texto "Los travestismos de la historia: el caso de Enriqueta Faber".

Como último, quiero expresar mi cariño y profunda admiración a nuestros amigos Emilio y Scott: a ellos, por su honradez con la vida, dedico este libro.

ÍNDICE

Introducción: El caso de Enriqueta Faber...... 11

I. Buscar a la mujer que no está...... 23
   Narrativas de decadencia y abyección...... 29
   Narrativas de progreso...... 34
   Siguiendo los rastros borrados...... 40
   El signo y la significación del falo...... 41
   ¿Qué es el travestismo?...... 43
   ¿Por qué estudiar el travestismo?...... 46
   Criterio de esta edición...... 50

II. *La Administración, periódico jurídico, administrativo y rentístico*...... 53
   Causa célebre, primera parte...... 53
   Causa célebre, segunda parte...... 61
   Causa célebre, tercera parte...... 67
   Causa célebre, cuarta parte...... 77

III: Documentos adicionales...... 89

IV. Francisco Calcagno, *Diccionario biográfico cubano*...... 93

V. Andrés Clemente Vázquez, *Enriqueta Faber, ensayo de novela histórica*.... 95
   Primera Parte, Capítulo XXI: Mujeres-hombres...... 95
   Primera Parte, Capítulo XXIV: Travestissments...... 101
   Segunda Parte, Capítulo VI: Buen obispo para mal obispado...... 107
   Segunda parte, Capítulo VIII: La señorita Juana de León...... 111
   Segunda parte, Capítulo IX: ¿Quién huye de la conciencia?...... 114
   Segunda parte, Capítulo X: Penitencia episcopal...... 118

VI. Francisco Calcagno, *Un casamiento misterioso*...... 121
   Capítulo XIII: Aquí fue Troya...... 121
   Capítulo XIV: Catibus iracundus...... 124

Capítulo XV: Catibus meditabundus 127
Capítulo XVI: Tres años después 133
Capítulo XVII: La gran noticia 137
Capítulo XVIII: Otra noticia y final 141

VII. Emilio Roig de Leuchsenring, "La primera mujer médico en Cuba, en 1819" 143
Primera parte 143
Segunda Parte 149

VIII. Ernesto de las Cuevas Morillo. "El Dr. Enrique Faver" 157

IX. Bibliografía 167

Introducción

El caso de Enriqueta Faber

> La mujer no llevará vestido de hombre, ni el hombre vestido de mujer, porque el que hace tal cosa merece la reprobación de Yahvé. (*Deuteronomio* 22: 5)

> Si se encontrase alguno con vestido que no corresponda a su sexo, o con otro género de disfraz para confundir su persona, será arrestado hasta averiguar el fin que le conducía para la pena correspondiente a su malicia, y de contado perderá el vestido con aplicación a los pobres de la cárcel. (Bando de disfraces, artículo 29)[1].

Vida y sucesos de la médico-mujer

En una época en que la mujer se destinaba a habitar el convento o la casa, invariablemente sujeta a la voluntad de su padre, marido o hermano, la vida de Enriqueta Faber, la famosa médico-mujer travesti, fue extraordinaria. Pocos en aquella época lograron recorrer el mundo tanto como ella[2]. Aunque Enrique/Enriqueta Faber sólo vivió cinco años en Cuba, su caso ha dejado un enorme rastro en la literatura del país. Su vida ha dado origen a tres novelas: *Enriqueta Faber, ensayo de novela histórica* (1894), de Andrés Clemente Vázquez; *Don Enriquito* (1895)[3], de Francisco Calcagno, y *Mujer en traje de batalla* (2001), de Antonio Benítez Rojo. El caso Faber también es tema en los cuadros de costumbres y crónicas escritos por José Joaquín Hernández (1846), Laure-

---

[1] Tomado de: "Bando de Buen Gobierno que Rige desde los Tiempos del Excmo. Sr. Conde de Santa Clara", publicado en la Ciudad de La Habana el día 28 de enero de 1799, con Aprobación y Adiciones del Excmo. Sr. Marqués de Someruelos, y del actual Excmo. Sr. Gobernador y Capitán General Juan Díaz de Apodaca, Habana. 1816, Oficina de Arazoza y Soler).

[2] Al referirme a Faber, mi discurso alternará entre Enriqueta y Enrique, él y ella, y adjetivos masculinos y femeninos, de acuerdo a la forma que adopta el travesti en aquella instancia. Aunque puede ser confuso, esta alternancia genérica y esta inestabilidad categórica es precisamente el punto del travestismo.

[3] Calcagno amplía el texto y publica una segunda edición de la novela bajo el título de *Un casamiento misterioso (Musiú Enriquito)* en 1897.

ano Fernández de Cuevas (1860), Francisco Calcagno (1878), Ernesto de las Cuevas (1919, 1924 y 1936), Emilio Roig de Leuchsenring (1946), Gabriel Pelayo Yero [Martínez] (1956), María Julia de Lara (1964), Emilio Bacardí (1972), Leví Marrero (1988) e Inciano D. Toirac Escasena (1998); en otro género, fue premiado un cortometraje (1998) de Lídice López, del Instituto Superior de Arte, y en marzo de 2005 la compañía de teatro "Rita Montaner" llevó a la escena la obra *Escándalo en la Trapa*[4], de José Ramón Brene.

De acuerdo con los testimonios del pleito, Henrietta Faber nació en la ciudad suiza de Lausana, en el cantón de Vaud, en el año 1791[5], hija legítima de Juan Faber e Isabel Caven. A temprana edad quedó huérfana y terminó bajo el dominio de su tío Enrique –quien aparentemente era de linaje noble pues se le conocía como el barón de Avivar–, fue médico y sirvió en *La Grande Armée* de Napoleón Bonaparte.

Con el fin de "atraerla al verdadero porte de una mujer", el tío la presionó para que se casara con un joven oficial de su regimiento, Juan Bautista Renaud. Henrietta, no obstante, no se contentó con quedarse en casa sino que decidió acompañar al regimiento en su campaña en Alemania, donde murió su marido en el campo de batalla. Poco después dio a luz a un hijo que falleció a los ocho días de nacido. Viuda a los 18 años, no deseó vivir bajo el poder del tío, así que adoptó el nombre de Enrique, se vistió de hombre y se marchó a París a estudiar cirugía[6].

---

[4] Después de la publicación de la novela de Benítez Rojo, también aparecen artículos en varias revistas electrónicas en Cuba sobre el caso de Enriqueta Faber. Se deben consultar los ensayos de Abel Sierra Madero, "La policía del sexo, la homofobia durante el siglo XIX en Cuba, Partes I, II, III", *Sexovida.com* [en línea]. Sin fecha. Disponible en Internet: <http://www.sexovida.com/colegas/policia.htm>. Se puede consultar también el de Julio César González Pagés, "Teorizando: macho, varón, masculino y algo más", *CubaLiteraria* [en línea]. Sin fecha. Disponible en Internet: <http://www.cubaliteraria.com/estudios_genero/genero_masc_cuba.asp>. 12 páginas; y finalmente, el de Marta Rojas, "Enriqueta Faber, 'La mujer hombre' o 'el médico mujer'", *La Jiribilla* 122. [en línea]. 2003. Disponible en Internet: <http://www.lajiribilla.cu/2003/n122_09/paraimprimir/122_10_imp.html>. 8 páginas.

[5] Como en cualquier estudio histórico, es necesario tomar en cuenta la fuente de esta información. El individuo que da testimonio es una travesti, o sea, una especialista en el arte del engaño. Por lo tanto, todo su testimonio es cuestionable.

[6] Léonce Grasilier, en el artículo titulado "Henriette Faber, femme-médecin", en *Archives provinciales de médecine* (París: Institut international de bibliographie scientifi-

Después de recibir su diploma tras terminar la carrera, Faber ingresó en el ejército de Napoleón como médico cirujano y más tarde participó en la invasión de Rusia en 1812. Posteriormente fue hecho prisionero de guerra en Miranda de Ebro, España, hasta el final del conflicto en 1814.

Liberado de su servicio militar, volvió a París y solicitó emigrar a la isla de Guadalupe, desde donde pasó a Cuba. De acuerdo con los documentos históricos, Enrique Faber se estableció en el pueblo de Baracoa, se convirtió al catolicismo y fue bautizado por el cura de la parroquia, el presbítero Felipe Sanamé[7]. En esta misma época, Faber contrajo matrimonio, el 11 de agosto de 1819, con una dama cubana de nombre Juana de León. Poco después, Faber se trasladó temporalmente a La Habana y solicitó "carta de domicilio" y recibió su "título de médico".

Hay dos factores que explican la rapidez con que Faber recibió la residencia en Cuba. El primero fue la preferencia que tenía la inmigración blanca europea para las autoridades de la Isla: el gobierno colonial se esmeraba en promoverla después de ocurrida la conspiración de José Antonio Aponte, un negro libre de La Habana que encabezó una sublevación de esclavos, a principios de 1812, en varios lugares de Puerto Príncipe (Camagüey) y Oriente. En la capital se alzaron las dotaciones de los ingenios Guanabacoa y Jaruco. La falta de organización, no obstante, frustró el movimiento antes de que se pudiera extender. De acuerdo con Fernando Portuondo:

---

que, 1900) afirma que Faber habría estudiando en la Escuela de Cirugía de París que dirigía el famoso cirujano Dominique Larrey. No obstante, se sabe que l'Ecole de chirurgie de París se reunió con l'Ecole de Médecine en 1794 para formar l'Ecole de Santé, pero ésta nunca fue dirigida por Dominique Larrey.

[7] El narrador de la novela *Don Enriquito*, de Francisco Calcagno, interviene en el texto para dilucidar sobre la biografía de los hermanos Sanamé en Baracoa. Resulta que el presbítero Felipe Sanamé, el que preside el bautizo y la boda de Faber, es hermano del eminente clérigo filósofo José Policarpo Sanamé, quien se conocía como "una biblioteca ambulante" por su enorme conocimiento de las letras clásicas, los textos sagrados y los idiomas (pp. 60-65). Añade Calcagno en su *Diccionario biográfico cubano* que José Policarpo Sanamé educó a su costa a su hermano y otros, entre ellos J. Ángel Garrido, después oidor de la Real Audiencia de Pto. Príncipe, y a J. P. Navarro, abogado ante la Audiencia de Pto. Príncipe (ver pp. 449 y 573-574).

Aponte y sus principales secuaces fueron ahorcados. Las cárceles se llenaron de negros. Abundaron los azotes. Y, en lo adelante, entre los blancos prevaleció la idea de que cualquier sublevación hallaría a los negros dispuestos a hacerse dueños del país (268)[8].

El segundo factor tuvo que ver con la necesidad de actualizar los tratamientos de medicina en la Isla. En su libro *Cuban Medicine*, Ross Danielson señala que en el momento en que Faber se estableció en Cuba, el Protomedicato estaba en proceso de cambiar la forma en que los médicos obtenían el certificado para ejercer su profesión[9]. Las autoridades querían que los médicos fuesen entrenados en las técnicas más modernas para poderse enfrentar a los problemas de la salud pública[10]. Durante las primeras dos décadas del siglo XIX la Isla había sido azotada por epidemias de viruela que habían dejado centenares de muertos. La necesidad de tener una medicina modernizada y unos hábiles médicos era especialmente urgente en el oriente de Cuba, región en la cual los habitantes aún se resistían a ser vacunados contra la viruela.

Danielson añade que entre 1790 a 1830 tuvo lugar la primera revolución en la medicina cubana, y la figura más importante de este movimiento fue el patricio ilustrado, médico y enciclopedista Tomás Romay y Chacón. Por lo tanto, no es de sorprender que la firma de Romay aparezca en los documentos de residencia de Faber. Este cubano ilustrado trabajó durante toda su vida para reformar el sistema de enseñanza de la medicina, la higiene y la salud pública, el tratamiento de los esclavos, la regulación de las farmacias, así como para fomentar la inmigración blanca europea (41). Romay, además, fue el primero en implementar la

---

[8] Fernando Portuondo, *Historia de Cuba. 1492-1898*, La Habana: Instituto Cubano del Libro, 1965.

[9] Ross Danielson, *Cuban Medicine*, New Brunswick, N.J., Transaction Books, 1979. El Protomedicato fue una institución colonial que fungía como un consejo que tenía la autoridad para examinar y regular la práctica y el entrenamiento de médicos, cirujanos, farmacéuticos y parteros, inspeccionar boticas y hospitales e imponer cuarentenas en caso de epidemias en su jurisdicción.

[10] Ver el breve artículo de Leví Marrero, "La cirujana suiza que para ejercer como tal, debió hacer creer que era hombre" que aparece en *Cuba: economía y sociedad*, Madrid, Playor, XIV, p. 53.

vacuna contra la viruela, inoculando públicamente a los miembros de su propia familia (52)[11].

Romay también era miembro de la influyente Sociedad Económica de Amigos del País y uno de los primeros redactores (con el Conde de O'Reilly, Luis de Las Casas, José Agustín Caballero, Francisco de Arango y Parreño y Diego de la Barrera) del *Papel Periódico de la Havana*, de gran importancia en la difusión informativa sobre la salud pública en la Isla y a través del cual Romay inició una polémica abierta en contra del escolasticismo imperante en la medicina cubana de aquel entonces (44). De este modo, su mayor contribución fue la secularización de la profesión, porque en el periodo anterior la certificación dependía de pruebas de catolicismo ("limpieza de sangre"), estudio, buen carácter y un juramento para defender la doctrina de la Inmaculada Concepción. Lo primero que hizo Romay como oficial del gobierno colonial fue separar la Teología de la Medicina, y ésta se convirtió en objeto de estudio como lo eran la agricultura y la economía (58). Estos médicos nuevos se conocían como "romancistas" porque sus estudios no se centraban en materias bíblicas en latín sino en los textos modernos de la medicina en lengua romance. Fue precisamente por su alto nivel de práctica que Faber había recibido en Europa por lo que fue bien acogido por las autoridades coloniales[12].

---

[11] De acuerdo al *Diccionario biográfico cubano*, Tomás Romay y Chacón (1769-1849) fue "distinguido patricio, literato y catedrático eminente". Es también autor del importante estudio *Memoria sobre la fiebre amarilla* (1798), y fue pionero en el uso de vacunas en contra de esta enfermedad. Añade Calcagno que fue "íntimo amigo de [Luís de] Las Casas [gobernador de Cuba desde 1790 hasta 1796]..., coadyuvó con él en todas las empresas patrióticas; fue bajo los auspicios de tan ilustre jefe fundador, 27 Ab. 1791, del primer periódico de la Isla, que redactó algún tiempo con Zequeira, y lo fue también con Arango, Calvo y otros de la Sociedad Patriótica de Amigos del País, en la que prestó inmensos servicios, siendo socio de número hasta el 93 y en el siguiente, socio de mérito; en 1792 Médico de la Real Casa de Beneficencia, cuyo empleo sirvió diez años sin estipendio, y continuó luego remunerando por más de medio siglo, siéndolo al mismo tiempo de la Casa de Dementes y del Hospital General" (p. 554).

[12] Otra firma que aparece en los documentos de Faber es la del Capitán General Juan Manuel Cajigal. Según el *Diccionario biográfico cubano*, Cajigal (1757-1823), es militar español, gobernador de Cuba, "fue el tercero de los Cajigales en Cuba". Añade Calcagno, "jurada la Constitución en Madrid, en 7 de marzo de 1820, pronto llegaron a la Habana noticias del suceso; más no habiéndosele comunicado oficialmente el hecho al

El nivel de experiencia del cirujano Faber era indudable. Después de someterse a exámenes durante dos días consecutivos en el mes de abril de 1820, el Protomedicato de la Isla le concedió el título de Cirujano romancista, y el 27 de mayo se le otorgó también el título de Fiscal de la Facultad de Cirugía en Baracoa[13], documente éste que le confería la autoridad para examinar a todos aquellos que practicaban la medicina, la cirugía y la farmacia en la jurisdicción de Baracoa[14].

Pero es a raíz de estos títulos que surgieron las primeras quejas en contra del médico suizo: varios notables del pueblo manifestaron su incomodidad por el hecho de que el Tribunal de Medicina hubiera nombrado a un extranjero para un puesto de tanta autoridad. El matrimonio entre Faber y Juana de León también fue motivo de cierta extrañeza entre los habitantes. El padre Sanamé luego afirmó, bajo juramento, que Faber se había "hecho bautizar para obtener las gracias de una cariblanca con [quien se] casó, que estimó más lo bello que su religión" (Fernández de Cuevas 219). El párroco también comentó que le había "extraído y quemado 'varias efigies obscenas y libros heréticos que conservaba contra nuestra católica religión'" (217-18).

---

disciplinista gobernador de Cuba, rehusó reconocerla inmediatamente; pero el 16 de abril del mismo 'una desenfrenada turba de sediciosos', así la llama Pezuela, sostenida por parte de la tropa, formaron en la Plaza de Armas y obligaron al general a bajar de Palacio y jurar la Constitución, reinstalándose la Diputación Provincial con los mismos funcionarios que la componían en 1814. Después de este suceso, los desórdenes y desafueros llenaron el período restante de su mando y los acerbos ataques de la prensa libre y las fatigas del destino abatieron su salud en grado tal, que tuvo que resignar en su Segundo Cabo, D. Juan María Echeverri, después de haber pedido varias veces su relevo, y aunque siguió de gobernador un año más, sólo lo fue en nombre. Quebrantada ya su salud, no le fue posible regresar a España y se retiró a la villa de Guanabacoa, donde murió el 26 de noviembre de 1823" (p. 143).

[13] Estos dos documentos se reproducen en la revista legal titulada *La Administración, periódico jurídico, administrativo, y rentístico*, editado por Laureano Fernández de Cuevas, y están incluidos en esta edición. Ver: "Causa célebre", La Habana, Imprenta La Cubana, 1860) pp. 172-175; 218-221; 297-302; 344-350.

[14] El hecho de que Faber fuera a vivir y trabajar en Baracoa también es significativo. Durante la epidemia de viruela en 1804, los promotores de la salud pública tuvieron más dificultades en promocionar la vacuna en esa región de la Isla. La resistencia no se limitaba a la gente que carecía de un nivel de instrucción en los asuntos de Medicina sino que los médicos y profesores de Medicina de aquella región también se oponían a la distribución de la vacuna (Danielson, p. 53).

Para la mayoría de los habitantes de Baracoa, el médico Faber era un hombre de una estatura de "cuatro pies once pulgadas; color blanco, nariz roma, cejas castañas, pelo del mismo color, boca ancha y picada de viruelas" (174, citado en Fernández de Cuevas). Blás Osés, uno de los primeros cronistas del caso, afirma que "muchas de las personas que la conocieron en Cuba mientras pasaba por hombre aseguran que era fea de rostro, de mal gesto y obscena en la conversación, pero de entendimiento despejado y diestra en la cirugía" (174)[15].

Como es obvio, el médico llevaba una vida doble. A pesar de que Faber se casó en agosto de 1819, Juana de León no denunció a su cónyuge hasta 1823, por lo cual este período de tiempo es el centro de una intensa especulación por parte de los historiadores, cronistas y novelistas[16]. Además, los testimonios de Faber y Juana de León tienden a oscurecer los hechos y contradecirse entre sí. Según Juana de León, Faber es un "monstruo" que la engañó y blasfemó los sacramentos del bautizo y matrimonio. Como contraste, el testimonio de la travesti aduce que Juana de León estaba "casi impuesta" de su sexo al casarse. Más tarde, cuando Faber ofreció irse del país, fue Juana la que quería que se mantuviesen juntas. Al fin y al cabo, Faber admitió que Juana de León sólo se enteró de su sexo a los ocho días de casada. Sin embargo, las dos decidieron guardar las apariencias durante un tiempo. Más tarde, según Blas Osés "convinieron *amigablemente* separarse" (énfasis en el original, 220).

Aparentemente, el acuerdo convenido era que Enrique se fuera de Cuba y, una vez establecido en otro país, le mandara un certificado de defunción. De este modo el secreto no se conocería nunca. Faber, sin embargo, decidió no irse de la Isla sino establecerse en el pueblo vecino de San Anselmo de los Tiguabos, en el municipio de Guantánamo.

---

[15] Estas dos referencias aparecen citadas en "Causa célebre" de Laureano Fernández de Cuevas (p. 174). No obstante, este autor no ofrece el título del texto, por lo tanto no se ha podido localizar. En cuanto a Osés, se sabe que fue académico y vicedirector de la Academia Cubana de Literatura, parte de la Sociedad Económica que aparece después de la muerte de Fernando VII. Según Max Henríquez Ureña, en *Panorama histórico de la Literatura cubana*, entre los miembros de este grupo ilustrados se encontraban: José de la Luz y Caballero, José Antonio Saco y López, Nicolás Manuel Escobedo, Felipe Poey y Manuel González del Valle (pp. 122-123).

[16] Parte de esta confusión se debe al hecho de que Faber quiso argüir al comienzo de su testimonio que Juana de León estaba enterada de su sexo. Sin embargo, la travesti luego admitió que ella sólo supo de su sexo ocho días después de haberse casado.

Según los expedientes del juicio, varios de los habitantes sospecharon de la masculinidad del médico suizo. Por ejemplo, José Ramos, un residente del pueblo, apostó una onza de oro a que Faber era mujer; otro, Hipólito Sánchez, afirmó haber visto a Faber orinar "en la misma postura que lo hacen las mujeres" (76)[17]. Más importante aun es el testimonio de un tendero vizcaíno residente en el Caney, Juan Antonio Gansardía, quien señaló que ya se había corrido la voz de que Faber era mujer[18]. El colmo fue en 1821, cuando Faber se embriagó hasta tal punto que se quedó dormido en una mesa, y algunos de los hombres del pueblo aprovecharon para desnudarlo. Después de este episodio, Faber presuntamente intentó vengarse y amenazó de muerte a uno, ofreciéndole a José Ramos un esclavo negro que valía 500 pesos para que matara al ofensor (Fernández de Cuevas 220).

Una vez que el escándalo se hizo público, Juana de León, desde Baracoa, decidió hacer su declaración pública y pedir la anulación del matrimonio. Aunque la querella de la esposa se presentó el 1º de enero de 1823, las primeras líneas de este documento hacen referencia al año 1821 como fecha de su redacción. Es decir, que es probable que Juana de León, con el fin de evitar verse envuelta en el escándalo público, haya planteado la posibilidad de la acción legal como último recurso, en espera de que Faber se ausentara del país. En todo caso, Juana de León

---

[17] Esta referencia aparece en el libro de Abel Sierra Madero, *La nación sexuada*, La Habana, Editorial Ciencias Sociales, 2001. Es un estudio breve que intenta descifrar las claves de la discriminación sexual en Cuba, y pretende demostrar que las normas, los códigos legales y la vida social constituían un sistema heterosexual. El enfoque de estudio, por lo tanto, no es la construcción del travestismo o sus implicaciones teóricas para el orden simbólico, sino la abyección de las sexualidades alternativas. Desde el punto de vista de Sierra Madero, Faber es lesbiana, por lo tanto, es suficiente señalar que Juana de León la califica mediante los términos de "perverso" o "monstruo". Desde mi punto de vista, lo más significativo del estudio de Sierra Madero son las referencias que hace a los expedientes manuscritos del caso. A pesar de que Sierra Madero no hace una trascripción completa de todo el testimonio, es evidente que José Joaquín Hernández y Laureano Fernández de Cuevas no incluyen todos los testimonios, ni la respuesta de Juana de León a la aseveración de Faber de que ella ya sabía que era mujer antes de casarse.

[18] Este nombre aparece en el libro de Sierra Madero escrito Guansandía. Cada estudio de este caso tiene que tener en cuenta los cambios en la ortografía castellana. El mejor ejemplo de los cambios es como se escribe el nombre de Enriqueta Faber, que aparece como Fabert, Faves y Fabes.

pidió la anulación del matrimonio, acusando a Faber de engaño y burla de los sacramentos. Ella se presentó como víctima inocente y dijo que no le "fue posible sospechar que los designios de ese monstruo fuesen dirigidos a profanar los sacramentos, y a burlarse de mi persona, del modo más cruel y detestable, abusando de mi buena fe, de mi candor y de la inexperiencia a que me hallaba constituida por razón de mi estado de honestidad" (300).

Desde la cárcel en Santiago de Cuba, Faber niega todos los cargos, y dice que no ha tenido ningún desacuerdo con su esposa, e incluso añade que conserva varias cartas de amor de ella. A medida que prosigue el interrogatorio, Faber se defiende. Cuando surge la cuestión de su sexo ofrece, de una manera muy audaz, someterse a una revisión médica de la forma más ordinaria, esperando que su arrojo sería lo suficiente para despejar las dudas de una vez por todas. Pero el tiro le sale por la culata porque el juez lo acepta y dispone que el reconocimiento se lleve a cabo. Acto seguido, Faber pide excusarlo y confiesa ser mujer, pero el juez alega que "siempre es de necesidad la prueba dispuesta de dicho reconocimiento para que queden con su práctica cualesquiera futuras determinaciones" (Fernández de Cuevas 220). Así, el 8 de febrero de 1823 los facultativos, Bartolomé Segura, José Fernández Cruzado, el licenciado José de la Caridad Ibarra y el escribano Antonio Aguirre "procedieron al examen del tal sujeto que se denomina Enrique Faber, y después de haberlo hecho a su satisfacción expusieron que efectivamente *el expresado Enrique se halla dotado de todas las partes pudendas propias del sexo femenino*" (el énfasis es mío, 345).

Es interesante señalar que a pesar del reconocimiento médico, la confusión sobre el género de Faber no desaparece instantáneamente, pues aun cuando los médicos ya saben que Faber es mujer, a veces lo desconocen de manera consciente o inconscientemente. Por eso los facultativos aún se refieren a Faber como "el expresado Enrique". Esta ambivalencia en cuanto al género aparece también en la gramática del escribano, la cual alterna constantemente los adjetivos masculinos y femeninos en el resto del testimonio[19]. Tal vez lo que mejor ilustra esta am-

---

[19] Esta oscilación entre adjetivos masculinos y femeninos se nota en particular en el testimonio del 12 de febrero de 1823. Cuando el escribano Antonio Aguirre señala las preguntas de los jueces del caso, en unas instancias, escribe "preguntada" y en otras "preguntado" (Fernández de Cuevas, p. 348). Esta inestabilidad en el género gramatical

bigüedad es el hecho de que Faber firma el documento, el mismo que le ha declarado legal y oficialmente mujer, con el nombre de Enrique. Para los jueces, Faber encarna un enigma: es la imagen que se sabe imagen; símbolo barroco, *trompe l'oeil*, que recuerda el engaño de los sentidos. Así, pues, el propósito del resto del testimonio no sólo sirve para decidir la culpabilidad sino también para descifrar el enigma, ver a través del engaño y encasillar a Faber en una sola categoría: la de mujer. Por lo tanto, parte de la sentencia oficial del 4 de octubre de 1823, obliga a Faber a llevar ropa propia de su sexo (Fernández de Cuevas 350).

Es irónico que los documentos del 11 de febrero lleven el título de "Confesión con cargos", porque Faber nunca reconoce su culpabilidad y nunca se arrepiente. Al contrario, se defiende, se justifica o simplemente disminuye la importancia de sus acciones. Por ejemplo: cuando la acusan de engañar a Juana de León, Faber les contesta que su esposa estaba "casi impuesta" de su sexo; al informarle de la gravedad del crimen, Faber argumenta que el escándalo de haberla nombrado como Fiscal de Cirugía haría mucho daño a la reputación del Protomedicato de la Isla y, por lo tanto, ofrece ausentarse inmediatamente del país; cuando le preguntan por qué le falta el respeto a la Iglesia, al alcalde y al tribunal, ella responde que faltarles al respeto nunca fue su intención. Al parecer, no quiere entender que hacerse pasar por hombre y engañar a los demás se considera una seria afrenta al patriarcado. Cuando por fin se da cuenta de que no hay forma de evitar las consecuencias del proceso, y le llegan rumores de la intención de pasearla por las calles de Santiago, intenta suicidarse. Todo esto sugiere el carácter de un individuo que desconoce cualquier autoridad más allá de la de su propio deseo.

Al concluir el caso, los jueces la declaran culpable del engaño a Juana de León y de blasfemia del sacramento del matrimonio: todos sus bienes pasan a manos de la engañada esposa, la corte la obliga a vestirse de mujer y la condena a una pena de diez años de reclusión en la Casa de las Recogidas en La Habana. En la apelación del caso, el fiscal conmuta la sentencia a cuatro años de servicio en el Hospital de Caridad de Mujeres de San Francisco de Paula, en la ciudad de La Habana. No obstante, poco después ella intenta fugarse, y dada la poca seguridad que

---

no debe verse tanto como una errata sino como un indicio de los efectos del travestismo, el cual produce una ruptura entre el ser y el significado.

ofrecía aquel lugar, las autoridades la trasladan a la casa de San Juan Nepomuceno de las Recogidas. Los archivos afirman que Enriqueta Faber tampoco se resigna a ser una mansa prisionera; las quejas oficiales refieren sus constantes reyertas e intentos de fuga. El colmo es su segundo intento de suicidio enterrándose un clavo en el brazo derecho. Por lo tanto, el 31 de junio de 1824 las autoridades la deportan a la ciudad de Nueva Orleáns sólo después de ocho meses de encarcelamiento (Sierra Madero 81)[20].

La última referencia histórica que tenemos de la vida de Enriqueta Faber aparece en el texto de Fernández de Cuevas, quien cita una carta del año 1848 supuestamente escrita por un médico mexicano, Juan de Mendizábal, residente en la ciudad de Veracruz. Según el facultativo, ella se encontraba en dicha ciudad, vistiendo el hábito de las Hijas de la Caridad y trabajando como partera[21]. En aquel momento ella le pidió protección y le presentó sus papeles en los que aparecía su nombre verdadero junto con el de Sor Magdalena, el que llevaba desde su ingreso en la orden religiosa. El médico concluye diciendo que poco después Faber partió de Veracruz con destino a la ciudad de Nueva Orleáns donde, según él, iba a trabajar en el Hospital de Caridad establecido en esa época.

Hay, sin embargo, razones suficientes para cuestionar la veracidad de esta parte de la historia, porque podría ser apócrifa, ya que, primero, no se sabe la proveniencia de la carta del médico –el texto de Fernández de Cuevas sólo menciona que los editores de la publicación la recibieron, pero no dice cómo–, y segundo, la carta de Mendizábal se presenta como la prueba definitiva del arrepentimiento de Faber.

Este es precisamente el desenlace que los historiadores y cronistas han querido ver. En casi todos los textos de los siglos XIX y XX, los apologistas del travestismo de Faber lo han explicado o justificado en términos

---

[20] Si se toma en cuenta que Faber intentó suicidarse dos veces, es imposible descartar la posibilidad de que lo intentara una tercera vez al exilarse de Cuba. No obstante, prefiero pensar que, como figura camaleónica, Faber fuera capaz de camuflarse y pasar inadvertida durante el resto de su vida. De todas maneras, cualquier destino o final de Enriqueta Faber, como concluye Benítez Rojo en *Mujer en traje de batalla*, es "tentativo, necesariamente abierto" (p. 508).

[21] Calcagno en *Diccionario biográfico-cubano* disputa esta versión y afirma que Faber se muere en la Florida en 1827, tres años después de salir de Cuba (p. 273).

de la necesidad de trabajar o de expresarse libremente. Por ejemplo, José Joaquín Hernández, en 1846, arguye que "Enriqueta es más desgraciada que delincuente" (371). Su argumento es que cuando una mujer "no cumple con la santa misión [la maternidad y la vida doméstica] que le está encomendada" algo la ha desviado de "la florida senda que le había señalado el Creador Supremo" (358). De este modo, el arrepentimiento equivale a una rectificación que reafirma el orden patriarcal establecido. Además, el hecho de que ella supuestamente hubiera tomado el nombre de Sor Magdalena, era una referencia indudable a la pecadora redimida, así como el haber trabajado como monja-partera, dedicada al servicio de las más necesitadas, era una manera de reafirmar "la incuestionable ley natural" que tanto rechazaba Faber.

Es importante señalar además que en la búsqueda en los archivos de la Archidiócesis de Nueva Orleáns, en los de las Hijas de la Caridad en Emmitsburg, Maryland, San Luis, Missouri, y en París, Francia, no se ha encontrado una sola referencia al nombre de Enriqueta Faber (Henriette Faber, Fabes, Faves y Fabert)[22]. Por lo tanto, si Sor Magdalena realmente existió es probable que sólo sea una manifestación más de su transformismo: una mujer que se disfraza, primero de hombre y después de monja. A partir de este instante, Faber literalmente desaparece de la historia.

---

[22] De acuerdo a las búsquedas de información que han hecho Charles Nolan, archivista de la Archidiócesis de la Ciudad de Nueva Orleáns (23 de agosto, 2005), Sor Betty Ann McNeil, D.C., la de las Hijas de la Caridad en Maryland (31 de agosto, 2005), Carole Prietto, la de las Hijas de la Caridad en San Luis, Missouri (6 de septiembre, 2005), y Sor. Ana Maria Olmeda, D.C. en París, Francia (3 de octubre 2005) no hay ni una sola referencia a Enriqueta Faber (Henriette Faber, Enrique Faber, Faves, o Fabert) como miembro oficial de dicha orden religiosa.

I. Buscar a la mujer que no está

En el libro *La simulación*, Severo Sarduy propone una analogía entre el travestismo y el camuflaje de una mariposa de Indonesia, que al posarse en un arbusto se pierde entre las hojas porque sus alas emanan "manchas minúsculas, grisáceas, como las que normalmente, sobre las hojas dibuja la lepra de un liquen" (61)[23]. El travesti también comparte esta habilidad mimética de existir como si fuera invisible. Añade Sarduy que "sería cómodo –o cándido– reducir su *performance* al simple simulacro, a un fetichismo de la inversión: no ser percibido como hombre, convertirse en la apariencia de la mujer" (62). Atribuir este *trabajo corporal* "a la simple manía cosmética, al afeminamiento o a la homosexualidad" es una lectura ingenua porque no considera que el afán por lo excesivo vaya más allá de pasar desapercibido. Al contrario, la compulsión del travesti no es de un simple camuflaje sino un intento de convertirse en "el absoluto de una imagen abstracta, religiosa incluso, icónica" (62). Por eso, según Sarduy, "las mujeres [...] los imitan" (62). El travestismo, de este modo, va más allá de un simple acto de engaño, porque plantea una serie de meditaciones sobre la estructura del orden simbólico, la autoridad, la identidad y la diferencia entre historia y ficción[24]; es precisamente una figura camaleónica que pone en tela de juicio la autosuficiencia de estas definiciones.

¿Qué significa buscar a Enriqueta Faber, seguir los rastros de una travesti? No es simplemente un acto de compilar textos, compararlos y contrastarlos, sino analizarlos para determinar cuán verídicos son, cuáles son las huellas verdaderas y cuáles las falsas inventadas por Faber para hacerse pasar por hombre, o inventadas por los historiadores para asimilar la transgresión sexual en la Historia. Es difícil saber dónde comienza la ficción y dónde la historia, porque ambas comparten la estructura narrativa: la preocupación por el origen y el destino. Y es preci-

---

[23] Severo Sarduy, *La simulación*, Caracas: Monte Ávila, 1982.

[24] Ver mi ensayo titulado "Transvested Autobiography: Apocrypha and the *Monja Alférez*", *Bulletin of Hispanic Studies* 78.4 (2001): pp. 455-73.

samente una travesti como Faber quien nos demuestra que a veces la diferencia entre los dos géneros (literarios) se pierde. El trabajo, además, es complicado porque se trata del camuflaje, tanto el de Faber como el de los historiadores y los novelistas. El travestismo implica que Faber borra la imagen de la mujer que es, y la reemplaza con la de un hombre que no existe. ¿Cómo encontrar a la mujer que no está? Invariablemente uno termina buscando o a la que ella no quiso ser, o a la que los historiadores no quisieron ver. Por lo tanto, cualquier búsqueda de Enriqueta Faber es también una indagación en la huella, en el significante y en la representación misma.

El propósito de esta introducción no es proponer una identidad travesti que debe recibir un espacio en el canon literario, sino indagar en las estrategias retóricas que emplean los historiadores y escritores frente a la transgresión. Creo que el concepto canónico de la identidad depende del desconocimiento de la imagen como tal. En este modelo, el signo se deriva o emana del ser, de modo que se niega el carácter suplementario del signo, de la palabra cuya existencia postula la ausencia del objeto en el discurso. En este sentido, esta "imposibilidad", en los estudios académicos, de asimilar el travestismo no debe concebirse tanto como la consecuencia de un acto policial o condenatorio, sino como un problema inherente y arraigado en la representación misma. Hasta cierto punto, este acto de camuflaje también tiene lugar en las supuestas apologías del travestismo que buscan justificar las transgresiones mediante explicaciones laborales o de evasión de determinados imperativos circunstanciales, estrategia que aparece en la literatura y el cine con mucha frecuencia. Todos hemos visto películas u obras teatrales en las que un hombre o una mujer, por no poder conseguir un trabajo, se ven obligados a disfrazarse (Garber 70)[25]. La vestimenta masculina, en lugar de formar parte de un juego erótico, se convierte cómicamente en una estrategia para la sobrevivencia. Si pensamos en películas de Hollywood como *Tootsie, Yentel, Some Like it Hot* o *Mrs. Doubtfire*, vemos que la transgresión siempre viene acompañada de una coartada, una explicación previa, y, en algunos casos, con una fuerte dosis de humor que nos ase-

---

[25] Marjorie Garber, *Vested Interests: Cross-dressing and Cultural Anxiety*, Londres y Nueva York, Routledge, 1992. Todas las traducciones del inglés al español en este texto son mías.

guran que estos personajes no gozan sexualmente de la transgresión. Estas narrativas suelen incluir además una escena de auto-desenmascaramiento con el objetivo de expresar y reafirmar la tendencia heterosexual como normativa.

Algo parecido surge en los casos en que los autores firman sus obras con seudónimos de mujeres, lo que generalmente la crítica explica como una necesidad del propio trabajo. Invariablemente, este tipo de discusión aparece en la crítica sobre la novela *Amistad funesta*, de José Martí, quien publicó la novela, por entregas, en 1885 en *El Latinoamericano* bajo el seudónimo de Adelaida Ral. En su prefacio de la edición crítica, Manuel Pedro González concluye que la autoría se debió a la necesidad de dinero[26]. Dice: "él aceptó la oferta, no sólo por galantería y para sacar del apuro a su amiga, sino porque los 44 miserables dólares que el manuscrito le rendiría le hacían mucha falta" (38). Fina García Marruz también explica el uso del seudónimo femenino basándose en las circunstancias económicas del autor: según ella, Martí "andaba siempre en busca de cualquier trabajo que le proporcionase un decoroso pasar"[27]. Lo que estos críticos se resisten a examinar es la relación entre el pseudónimo y la cuestionable masculinidad del personaje principal de la novela, Juan Jerez. Invariablemente, la urgencia por explicar la autoría es tan problemática que el mismo Martí la representa como una especie de vergüenza de la cual tiene que disculparse. Dice Martí "en una hora de desocupación, le tentó [al autor] una oferta de esta clase de trabajo..."[28]. No obstante, nadie se hubiera enterado de la autoría de la novela si Martí no la hubiera guardado en su archivo: pudo haberla hecho pedazos y nadie hubiera sabido quién era realmente Adelaida Ral. En este sentido, el seudónimo es un acto de travestismo y las disculpas funcionan como camuflaje para encubrir la falsa modestia del autor. Como indica Virgilio Piñera, "estos prólogos o preámbulos –tipo excusa– no pasan de ser una coquetería del autor... si estiman que la obra no vale la

---

[26] Manuel Pedro González, Prefacio a *Lucía Jerez*, de José Martí; Editorial Gredos, Madrid, 1969, p. 34.

[27] Fina García Marruz, "*Amistad funesta*", en *Temas martianos*, Biblioteca Nacional, La Habana, 1969, p. 282.

[28] José Martí, *Lucía Jerez* [*Amistad funesta*]; (ed. Manuel Pedro González); Editorial Gredos, Madrid, 1969, p. 36.

pena, la lanzan sin prólogo; si, por el contrario, la creen buena y hasta excelente, no nos perdonan el prólogo"[29].

Esto también ocurre cuando Alejo Carpentier habla de los textos que publicó bajo el seudónimo de Jacqueline. Me refiero a los artículos de moda que aparecen en la revista habanera *Social*, entre 1924 y 1927[30]. En una entrevista de César Leante, Carpentier describe sus primeros años como escritor como un período de extremada penuria. Después de que su padre abandona a su familia en Cuba, le tocó a él comenzar a trabajar en revistas y periódicos como *Hispania, La Discusión* y *Social*, y es precisamente en esta época en que se publican los artículos sobre la moda. Al decir de Carpentier: "yo era hasta la 'Jacqueline' de la sección de modas de la revista *Social*"[31]. No sólo confiesa su travestismo literario, sino que también presenta una coartada que lo absuelve de cualquier transgresión. Pero, ¿por qué menciona unos artículos que nadie hubiese estudiado si él no se hubiera referido a ellos? Además, se puede preguntar, ¿qué es lo que significa exactamente la frase que afirma que Carpentier "era la Jacqueline"? ¿Qué implica decir que era una mujer? ¿O esto sugiere que las representaciones del ser pueden tomar una variedad de formas, y que el "yo" gramatical es una construcción abierta, una ficción? ¿Será por eso que se necesitan estas narrativas de escape para imponer una lógica al caos de la representación?

En este sentido, los historiadores no siempre han ayudado a discernir entre las huellas falsas y las verdaderas que dejan los travestis, pues ellos también participan en el entramado de excusas y justificaciones que encubren el engaño de los sentidos. Creo que esto se debe a lo que Marjorie Garber señala como la tendencia de parte de los críticos de "ver a través" o "ver alrededor" del travesti con el fin de redistribuir su poder y apropiarse en su nombre de alguna causa política o crítica (9).

Desde mi punto de vista, esta tendencia es aun más marcada en el

---

[29] Virgilio Piñera, "La *Amistad funesta*", en *Poesía y crítica*, prólogo de Antón Arrufat, Cien del Mundo, México, 1994, p. 236.

[30] Ver mi libro *The Logic of Fetishism: Alejo Carpentier and The Cuban Tradition* (Lewisburg, PA, Bucknell University Press, 2004, y el ensayo "¡Que nos olvidemos de Alejo Carpentier!" *Revista Hispano-Cubana* 21 (2005): pp. 117-120.

[31] César Leante, "Confesiones sencillas de un escritor barroco", en *Recopilación de textos sobre Alejo Carpentier*; (ed. Salvador Arias); Casa de las Américas, La Habana, 1974, pp. 59-60.

caso de la mujer que se viste de hombre. Algunos críticos han sugerido que el mismo impulso erótico que se presenta en el travestismo masculino no está presente en el femenino. Para ellos, la mujer que se viste de hombre no transgrede los límites impuestos por el orden simbólico, porque en la cultura occidental ser un "sujeto" implica ser un hombre, actuar como tal o tener los mismos derechos que tiene un hombre (101). Esta problemática también se encuentra en la teoría psicoanalítica. Robert Stoller, uno de los que ha profundizado en el tema, aduce que "no hay mujer que se excite eróticamente al vestirse con ropa masculina" (98, citado en Garber). Según él, la transgresión por parte de la mujer se debe únicamente al deseo de trabajar o expresarse libremente, como si estos anhelos no estuvieran también impregnados del impulso erótico. Por lo tanto, se intenta expresar que la única transgresión posible es la del hombre que rechaza su hombría.

Pero a veces la teoría no se corresponde con la realidad. Las dos travestis más conocidas en la historia de las letras hispanoamericanas eran mujeres que emigraron al Nuevo Mundo, fueron soldados y terminaron implicadas en pleitos legales. Me refiero a Catalina/Antonio Erauso, la famosa Monja Alférez[32], y Enrique/Enriqueta Faber, la médico-mujer en Cuba[33]. Un texto como *Vida y sucesos de la Monja Alférez* (¿1625?), el relato sobre la vida de Catalina/Antonio Erauso, ya se considera como una parte de las lecturas obligatorias para el estudio del Siglo de Oro español y la literatura colonial en Hispanoamérica, pero no abandona del todo su carácter de anomalía o curiosidad barroca[34].

---

[32] Hasta la fecha las mejores ediciones críticas de este texto son la de Rima de Vallbona, titulada *Vida y sucesos de la Monja Alférez / Autobiografía atribuida a Doña Catalina de Erauso*, Tempe: ASU Center for Latin American Studies, 1992, y la de Ángel Esteban, *Historia de la Monja Alférez, Catalina de Erauso, escrita por ella misma*, Madrid, Cátedra, 2002.

[33] Aunque la Monja Alférez nunca, que sepamos, se casó con otra mujer, sí pidió la mano de varias con el fin de llevar sus dotes. En el texto atribuido a Erauso, el/la narrador/a confiesa su preferencia de mujeres con "buenas caras" (Rima de Vallbona, p. 70).

[34] En cuanto a la crítica reciente, los ensayos más importantes sobre la vida de la Monja Alférez son el de Richard D. Gordon, "The Domestication of the Ensign Nun: *La monja alférez* and Mexican Identity", *Hispania* 87.4 (2004): pp. 675-681; el de Stephanie Merrim, "Catalina de Erauso: From Anomaly to Icon" en *Coded Encounters: Writing, Gender, and ethnicity in Colonial Latin America*, editado por Francisco Javier Cevallos Candau, et. al. (Amherst: University of Massachusetts Press, 1994): pp. 177-205; el de Kathleen Ann Myers, "Writing on the Frontier: Blurring Gender and Genre in the Monja Alférez's

A pesar de que la vida de Erauso ha recibido cierta atención crítica en las últimas dos décadas, esto no ha cambiado la definición del travestismo como un acto exclusivamente masculino[35]. El estudio del travestismo, la homosexualidad, el lesbianismo y el tema de la transgresión de género sigue siendo relativamente nuevo entre los críticos de las letras hispánicas[36]. Por lo tanto, el caso de Enriqueta Faber aún no ha recibido la atención de los estudiosos fuera de Cuba. Sin embargo, esta parte de la historia de Cuba y Latinoamérica merece ser estudiada no sólo como un acto de justicia histórica sobre la diversidad sexual, sino también debe ser estudiada por las implicaciones teóricas que plantea sobre la cultura normativa (heterosexual) durante el siglo XIX. Estos textos permitirán el análisis desde una óptica diferente para reexaminar los límites sociales, raciales, sexuales y de género que conforman el orden establecido en esa época.

Decir que los historiadores, críticos y novelistas "ven a través" o

---

Account", en *Mapping Colonial Spanish America: Places and Commonplaces of Identity, Culture and Experience*, editado por Santa Arias y Mariselle Meléndez (Lewisburg: Bucknell University Press, 2002) pp. 181-201; el de Mary Elizabeth Perry, "From Convent to Battlefield. Cross-Dressing and Gendering the Self in the New World of Imperial Spain" en *Queer Iberia: Sexualities, Cultures, and Crossings from the Middle Ages to the Renaissance*, editado por Josiah Blackmore y Gregory S. Hutcheson (Durham: Duke University Press, 1999) pp. 394-419; y el libro de Sherry M. Velasco, *The Lieutenant Nun: Transgenderism, Lesbian Desire, and Catalina de Erauso*, Austin, University of Texas Press, 2001.

[35] Esta tendencia de reducir el travestismo a la transgresión masculina, incluso a la sodomía, se discute en el ensayo de Carlos Monsiváis titulado "Los 41 y la gran redada", *Letras Libres* 4.40 (2002): pp. 22-28.

[36] Aunque no estoy arguyendo que estos términos deben tomarse como sinónimos, es necesario reconocer que han compartido el oprobio social. En el caso de Cuba, esta condena social fue especialmente excesiva en la estela de la revolución cuando el gobierno postulaba la política cultural del Hombre Nuevo. En este período los gays, lesbianas y travestis sufrieron bajo las campañas gubernamentales de represión, castigo e incluso programas de "reeducación". Hasta hoy día el mejor documental sobre la represión de la homosexualidad es *Conducta impropia*, dirigido por Néstor Almendros y Orlando Jiménez Leal, Cinevista, 1984. Un documental más reciente es *Mariposas en el andamio*, dirigido por Margaret Gilpin y Luis Felipe Bernaza, Water Bearer Films, 1995. Aun cuando se han visto indicios de apertura social y cultural, como en las películas *Fresa y chocolate*, dirigida por Tomás Gutiérrez Alea y Juan Carlos Tabío ICAIC, 1993 e *Historias clandestinas en La Habana*, dirigida por Diego Musiak, Adagio Films, 1997, el acoso y la discriminación oficial todavía existen.

"ven alrededor" del travestismo, no es suficiente para explicar el proceso de desplazamiento y sustitución que emplean para aliviar la ansiedad cultural asociada con la transgresión sexual. Por un lado, la estrategia narrativa del sendero de pistas falsas incluye la elaboración de una narrativa de progreso, trabajo o escape, y por otro, la de una narrativa decadente. En la primera, el sujeto se representa como un individuo obligado, por los imperativos económicos o sociales, a disfrazarse con el fin de conseguir un empleo, escaparse de la represión o expresarse artística o políticamente (Garber 70). En la segunda, el sujeto cae moralmente en la tentación, y es esta caída que sirve como lección moral para los demás. Las tres novelas sobre la vida de Faber también siguen estos parámetros. Los textos de Andrés Clemente Vázquez y Antonio Benítez Rojo intentan rehabilitar a la travesti mediante narrativas de progreso presentando a la protagonista en lucha contra las convenciones de una sociedad intolerante. Para José Hernández, Clemente Vázquez y Emilio Roig de Leuchsenring, Faber es una precursora del feminismo y la igualdad entre los sexos. En la novela de Benítez Rojo, Faber representa la lucha para la liberación gay-lésbica.

Narrativas de decadencia y abyección

Don Enriquito y *El casamiento misterioso*, las dos versiones del caso Faber escritas por Francisco Calcagno, son narrativas de decadencia moral en la que la conducta deshonesta e inmoral de la travesti sirve de anti-ejemplo y límite simbólico en el espacio insular[37]. Reducirla, sin embargo, a un simple cuadro de costumbres en el que prevalecen el humor, el sarcasmo, y la descripción de tipos evita una discusión de la trayectoria temporal que se despliega en la novela. Aun cuando Calcagno ridiculiza a Faber, refiriéndose a ella como el médico judío, las transgresiones quedan contextualizadas en el devenir histórico de Cuba.

Por lo tanto, es importante estudiar con cuidado la forma en la que el autor presenta el espacio en el que surge el travestismo. La novela

---

[37] *Don Enriquito* se publica en 1895, poco después de aparecida la novela de Clemente Vázquez. Lo que no sabemos a ciencia cierta es si varios segmentos de la novela fueron censuradas o si Calcagno añadió numerosos párrafos y páginas a la segunda edición, *El casamiento misterioso*, Casa Editorial Maucci, Barcelona, 1897. Todas las referencias en este texto son de la segunda edición.

de Calcagno oscila entre el naturalismo grotesco y el idealismo parnasiano. Aparte del humor y el sarcasmo de la novela, la faceta más destacada del discurso de Calcagno es la pedantería del narrador, por un lado, y los solecismos de los guajiros por otro. El primero emplea latinismos como *scaphium* para referirse a la bacinilla (16); palabras y frases rebuscadas como "locuaces y malévolos volátiles" (77) para los pitirres de la campiña cubana; circunloquios como "acomodaticio solípedo" (78) para un caballo; citas y referencias a William Shakespeare y la literatura clásica (Calipso, Ulises, Pilades, Telémaco, Aquiles, Hipócrates, etc.). El discurso de los guajiros, al comienzo de la novela, se caracteriza por la sustitución de la "d" y la "s" intervocálicas, y frecuentes apócopes, como por ejemplo, "pué" en lugar de "puede". Ellos, sin embargo, no son los únicos que pronuncian así.

Irónicamente la travesti en la novela es una especie de reflejo invertido del guajiro: distorsión de la distorsión. Debido a su acento suizo, Faber arrastra la "r", lo cual convierte palabras como "señora" en "señorra". Además, su intento de hispanizar una palabra francesa como *insouciance*, para expresar su falta de preocupación, sale como "ensucianza", que no sólo es un signo de la frivolidad del choteo cubano sino también de la falta de pulcritud en la que viven los personajes (32). Son precisamente estas corrupciones lingüísticas las que establecen un paralelo entre la travesti y el guajiro: su *ensucianza* es signo de su despreocupación y su incapacidad para definirse tanto a nivel personal como nacional. El discurso fragmentado es lo que construye el espacio narrativo, presentado como una amalgama de imágenes incongruentes. Inicialmente, el narrador describe bucólicamente la campiña cubana – "mucho cielo azul, mucho campo verde, mucha brisa"–, pero añade que también tiene "mucho jején y sobra de mosquitos" (8): el espacio es, simultáneamente, un "paraíso terrestre, nido de delicias, fuente de abundancia" (19) y una región sórdida condenada a la extrema pobreza. Esta ambivalencia es particularmente eficaz para representar un espacio cultural en el que predominan la simulación y la hipocresía. Don Enriquito es una mujer que se hace pasar por hombre; Juana de León es la pobre huérfana que se casa por dinero, y el protagonista Catibo se compara con un pícaro que vende "bulas" (7).

A pesar de su rareza, el médico travesti está bien situado en este espacio porque su conocimiento de la representación como sistema de significantes arbitrarios es lo que le permite remediar los conflictos éticos y morales en el pueblo. Faber, en este sentido, es el veneno y el antídoto porque la simulación no es sólo el problema sino también la solución. Pamela L. Caughie, en *Passing and Pedagogy*, observa que es precisamente el problema de la identidad el que provoca la simulación, es decir, que si la identidad no fuera un problema, no habría necesidad de simular. A pesar de que el hecho de "hacerse pasar" se entiende dentro de la lógica binaria de la identidad, la práctica asume una lógica doble porque es problema y solución. Según ella, "el que se hace pasar adopta una identidad constituida en parte por el acto de hacerse pasar" (22). De acuerdo al narrador, Don Enriquito es experto en mantener las apariencias. :

> Y luego, si ocurría algún servicio fuera de la ley, alguna dolencia que exigiera secreto profesional, alguna mujer en circunstancias extralegalmente aflictivas ¿a quién había de acudir sino al facultativo que tal vez mañana desapareciera con su secreto del país para siempre? En tales casos Don Enriquito sabía apretar la mano, que era frase muy usada para significar cobrar gordo (33).

En esta novela, Faber no sólo mantiene las apariencias éticas y morales de la sociedad trabajando como abortista, sino que su empleo consiste también en dar "certificaos pa decil que el negro se murió del beri-beri y no del cuero que le dieron" (84).

La novela es mucho más que humorística porque su trama comparte los valores alegóricos y las moralejas de la comedia tradicional: un hombre rico que se aprovecha de su circunstancia económica para casarse con una muchacha pobre que no lo quiere. Juana –el nombre original con el que fue bautizada la isla de Cuba por Colón–, es objeto del deseo del extranjero que pretende usurpar el lugar del sujeto nacional masculino. En su conversación con Catibo, Juana le explica que no quiere a nadie más que a él, pero la pobreza de su familia y la falta de madurez del héroe hacen muy tentadora la propuesta del médico, y aunque ella resiste su torpe cortejo, cede por fin ante "la persuasiva lógica de Don Féliz Inutroque", eufemismo de casarse por dinero (113).

Es precisamente la farsa del matrimonio entre dos mujeres lo que desencadena que las fuerzas de la Providencia rectifiquen los hechos para restablecer el orden natural. Por eso el narrador se pregunta: "¿Será que la Naturaleza siempre justa y lógica pretende imponer la admiración de sus inmarcesibles decretos, aun en momentos en que parece castigar el orgullo de los mortales y conjurarse contra sus efímeras obras?" (90). Es decir, que el conflicto entre el amor verdadero del protagonista y un ámbito social que favorece la simulación, la hipocresía y los matrimonios de conveniencia, se constituye como una fuerza que, con el paso del tiempo, revela los "inescrutables designios" de la Naturaleza insular (90). El hecho de que Juana se haya casado con el travesti no es sino algo que la Providencia ha designado como necesario para el progreso: más adelante, la aparente catástrofe se convierte en impulso hacia la renovación. Dice el narrador: "y eso que pasa en la vida de los grandes pueblos de la Historia, la experiencia ha probado que también se reproduce en la vida de los individuos" (90).

El espacio narrativo en los libros de Calcagno no puede considerarse como natural: todo se constituye como una apariencia o creación del lenguaje. Por lo tanto, no se puede presumir de la existencia de ningún objeto. Todo en la novela se manifiesta a través del acto de nombrar (93). La palabra, la escritura, la definición y la explicación de los hechos siempre quedan en tela de juicio. En el desenlace de la novela, el narrador comenta que el "verdadero objeto del Médico-mujer" está más allá de la comprensión: "la verdad quedaba siempre envuelta en hipótesis de fango" (152).

De este modo, la problemática de la novela parte y retorna a la cuestión del lenguaje. El exceso de palabras, términos y referencias que caracterizan el discurso de Calcagno revela la discrepancia entre el significante y el significado, dicho y hecho, imagen y realidad, y es precisamente en esta diferencia que surge el espacio insular. Dice el narrador, que "la naturaleza de Cuba es indescriptible e indibujable por mucho que exagere la hipérbole y se apure la fantasía; la realidad espléndida siempre resulta superior, y no hay pluma ni pincel para tanto" (20), por lo cual hasta las definiciones se vuelven imprecisas o inalcanzables. Al intentar definir la palabra "catibo", el nombre del protagonista, el narrador irrumpe en el texto para impugnar la definición del importante lexicógrafo cubano Esteban Pichardo, autor del *Diccionario provincial* (1836). Según el narrador:

> Ya se ve que esto era un absurdo: el catibo, por más que Pichardo lo llame pez anguiliforme es un tipo que aun descabezado y descolado se parece a la anguila como un huevo a un par de pistolas. Tiene mucho de jubo; vive aunque no

abunda en nuestros ríos; su nombre técnico lo ignoro, y lo siento, porque si lo supiera lo consignaría con mil amores (14).

No obstante, esta discusión no es ningún tipo de digresión sino que está íntimamente conectada a la trama de la novela: la indefinición del sujeto nacional. Pese a que el título de la novela lleva el nombre del travesti, el verdadero protagonista es el joven guajiro que lleva el mismo nombre que ese "pez" indefinible. Los dos son iguales de resbalosos, mal definidos y difíciles de apresar.

Desde el comienzo de la novela, Calcagno ubica a su personaje en la tradición de la picaresca, haciendo referencia a la venta de bulas (5). La narrativa relata la transformación del pícaro, de figura escurridiza, en el héroe del idilio. Mientras llora por haber perdido a Juana, medita y se regenera espiritualmente. Del corazón del pícaro surgen nobleza, razón y virilidad. Con la ayuda del cura Sanamé comienza a ilustrarse, aprendiendo a leer, escribir y pensar. A medida que el burdo pescador se instruye, comienza a brillar "la joya resplandeciente de un alma generosa y fuerte" (120). Catibo aprende a despreciar las vanidades y apariencias del mundo y comienza a apreciar los encantos de la Naturaleza insular que lo llevan a "a la contemplación de la Divina Sabiduría, de la Omnipotencia creadora y previsora" (120). Es decir, que su alfabetización es lo que le permite vislumbrar un significado más allá de lo físico e inmediato. Su aprehensión del lenguaje como sistema de significantes es también el conocimiento del orden simbólico, lo cual es signo de su integración social. Al final de la novela, los designios histórico-providenciales se manifiestan: Juana, que todavía es virgen, vuelve al lado de Catibo y le pide perdón; don Enriquito termina condenado por la ignominia, y los dos guajiros abandonan el lenguaje burdo. De acuerdo con el narrador, esta experiencia les ha servido como una lección de "la gran escuela de la adversidad" (138).

En fin, para Calcagno, Faber es un ejemplo de lo abyecto, el sujeto en una narrativa de decadencia en que su transgresión marca el territorio ético y moral para los cubanos en la novela. A propósito, Calcagno escribe que "resulta el caso más estrambótico, inmoral y cínico que puede imaginarse, y es absolutamente imposible justificar a la protagonista de esa inicua comedia; es imposible hablar de ella sino con repugnancia y horror" (153).

Narrativas de progreso

La narrativa de progreso es una manera de enmarcar o contextualizar los hechos con el fin de reafirmar los valores del patriarcado. De este modo, el travestismo de Faber no es realmente una transgresión sino la solución al problema de la injusticia de una sociedad que no permite que las mujeres ejerzan la profesión que desean. Como Enriqueta Faber no "cae" en la prostitución, ello indica "la grandeza de su alma"[38]. El único factor que impide su asimilación es el arrepentimiento por haber engañado a su consorte y al cura del pueblo de Baracoa. Por eso José Joaquín Hernández, después de contextualizar el travestismo en términos de un proyecto feminista, comenta:

> Hasta aquí no presenta esta historia acción alguna que calificarse pueda de torcida o criminal. Una mujer varonil y atrevida, disfrazada con nuestros vestidos, ejerciendo una profesión peculiar nuestra y corriendo los azares de la guerra en medio de la vida llena de accidentes y contratiempos funestos, nada presta a obrar contra el individuo, aunque no sea natural ni bien mirado en la sociedad semejante modo de portarse (363).

No obstante, Hernández representa la idea del matrimonio entre dos mujeres como una aberración imposible de asimilar sin una larga explicación o justificación.

La novela de Andrés Clemente Vázquez, la más leída y comentada, también sigue esta línea de argumentación. Sin embargo, él añade una larga narración (ficticia) que justifica el matrimonio entre Faber y Juana de León en términos de caridad: en esta novela, Faber no se casa por ningún deseo erótico sino porque quiere ofrecerle amparo a una joven huérfana. Esta novela es la más leída y comentada por los demás historiadores y escritores. Aun cuando no lo citan directamente, está claro que muchos de los textos lo toman como fuente histórica. El ensayo "El primer médico mujer en Cuba" de Emilio Roig de Leuchsenring, por ejemplo, emplea no sólo la misma estructura de la novela sino también copia ciertas frases *verbatim* sin reconocer la fuente original. Es precisamente por la influencia de esta novela que sus estrategias narrativas merecen un estudio detallado.

---

[38] El texto de Emilio Bacardí, en sus *Crónicas de Santiago de Cuba*, por ejemplo, hace hincapié en el hecho de que Faber no era "una mujer pervertida ni de costumbres malsanas o licenciosas" (p. 219).

La novela de Clemente Vázquez es una especie de confesión. Una parte del texto se basa en una serie de cartas (ficticias) que Faber escribe a su hijo desconocido, pidiéndole disculpas por haberlo abandonado. Muchos años después del pleito en Cuba, la protagonista sigue disfrazada de hombre, practicando la medicina en una parte remota de Florida. Después de recibir la mordida de una serpiente venenosa, se enferma gravemente, y al intentar salvar su vida, un joven médico descubre su secreto, lo cual da lugar al relato de su vida entera. En el discurso confesional tradicional, se supone que el personaje reconoce la autoridad patriarcal y sus faltas, hace propósito de enmienda y procura iniciar una vida nueva. Hay también una especie de ruptura en el nivel de la persona que fue de la que será en el futuro. No obstante, la confesión del travesti es problemática porque puede ser una culpabilidad fingida. Nos enfrentamos con la paradoja del fingidor nato que pide disculpas por habernos engañado.

El resultado en el texto es un discurso de doble voz: la narradora representa y comenta el acto de confesar dentro de su propia confesión: cuando Faber la recuenta previamente (sin base histórica) ante el obispo de La Habana, Juan José Díaz de Espada y Landa, la reproduce no sólo contando sino mostrando cómo se confesaba. Dice la narradora, "Padre, (y al decir esto me arrodillé y prorrumpí en sollozos), mirad en mí a una gran criminal. Me casé con una joven, y yo soy también mujer, vestida de hombre. Me he mofado de la religión y del altar. Compadeced a la sacrílega…" (172). En el discurso aparecen frases parentéticas, como acotaciones de un guión teatral, indicio de que la confesión no sea sino otra actuación: una mujer vestida de hombre que ejecuta el acto del arrepentimiento. Esta escena, además, está en franca contradicción con lo que ocurre en el resto de la novela: pese a su presunta culpabilidad, Faber nunca le confiesa a Juana que ella es mujer.

Esto no quiere decir que la confesión literaria en la novela de Clemente Vázquez sea puro teatro. Al contrario, el arrepentimiento es el pretexto que permite que la narradora explique su matrimonio con Juana de León. Típicamente, los textos que siguen la narrativa de progreso caracterizan el matrimonio como si fuera una obra de caridad[39].

---

[39] Ver en particular el texto de Emilio Roig de Leuchsenring, "La primera mujer médico de Cuba, en 1819", *Médicos y medicina en Cuba: historia, biografía, costumbrismo*, La Habana, Museo Histórico de las Ciencias Médicas Carlos J. Finlay, 1965, pp. 31-49.

En dichos textos, la joven de Baracoa es una pobre huérfana que necesita el amparo de algún ser bondadoso, porque ella es una muchacha enfermiza incapaz de soportar el agobio físico de una relación sexual. Es decir, cualquier indicio de sexualidad lésbica queda excluido de antemano, como la coartada que antecede a la acusación. Además, cuando Enrique le pide la mano a Juana, no sólo le hace entender que a él no le interesa el sexo sino que tampoco ella puede tener una relación sexual por razones de salud. Le dice enfáticamente, "si usted se casara de *verdad*, como las demás mujeres, muy pronto sucumbiría. Mi temperamento frío como el mármol, no necesita de las fuertes impresiones del amor material" (174). De acuerdo a esta narrativa, Faber se casa con ella con el fin de prolongar su vida y para que ella le sirva de "compañía, de consuelo y hasta de estímulo para luchar con la sociedad" (173-174)[40].

Estas apologías del travestismo no dejan de ser irónicas, ya que se constituyen en "remedios preventivos". En otras palabras, si se les permite a las mujeres participar en la sociedad como tales, no se volverán masculinas. Además, estas defensas se basan en cierto falocentrismo porque enfatizan la condición del hombre como sujeto: el término "subjetividad masculina" es una redundancia porque ser un sujeto equivale a ser un hombre con todos los poderes y libertades correspondientes (Garber 94). Lo más importante en la narrativa de progreso es que el travestismo se enmarca en una lucha por la libertad, proyectada hacia una futura integración de la diferencia. La premisa de Clemente Vázquez es que si la sociedad de aquel entonces hubiera aceptado que la mujer se dedicara a la medicina, Faber nunca hubiera tenido que recurrir al travestismo. El disfraz masculino, por lo tanto, no se debe a ningún impulso libidinoso sino "a la injusticia social y la condición de la mujer" (59).

Para Clemente Vázquez la clave de su apología del travestismo está en la apelación del caso, de la que existe escasa documentación,

---

[40] Aunque no lo nombra en su novela, Calcagno responde a la defensa de Faber que presenta Clemente Vázquez. Él dice: "aun cuando fuera cierto que el médico-mujer buscara sólo quien la cuidara y le guardara sus ahorros, como declaró ante los jueces, aunque fuera cierto (lo que no es posible porque no se requería eso un matrimonio sacrílego) que quisiera sólo salvar de la indigencia a una mujer pobre y sin protectores, siempre resulta el caso más estrambótico, inmoral y cínico que puede imaginarse, y es absolutamente imposible justificar a la protagonista de esta inicua comedia..." (p. 153).

por eso la defensa que monta el abogado ocupa un espacio significativo en la novela. De acuerdo al texto narrativo, el que viene al rescate de Faber es el licenciado Manuel Lorenzo de Vidaurre, figura histórica y nativo del Perú. Según el autor de la novela, éste renuncia a su trabajo en Puerto Príncipe (Camagüey) con el objetivo de conseguir la libertad de Faber, quien, según él, ha obrado para el bien de la sociedad. Dice Vidaurre que "la sociedad es más culpable que ella, desde el momento que ha negado a las mujeres los derechos civiles y políticos, convirtiéndoles en muebles, para los placeres del hombre" (Clemente Vázquez 220). Faber, desde este punto de vista, no ha cometido ningún delito porque vestirse de hombre la da la oportunidad de estudiar, trabajar y tener libertad de acción.

Este tipo de narrativa es sumamente frágil: cualquier cuestionamiento acerca de la veracidad de los hechos puede desmantelarlo. Poco después de la publicación de la novela de Clemente Vázquez, Francisco Calcagno le reprocha al autor su falta de veracidad histórica. Dice Calcagno: "un apreciabilísimo amigo nuestro, hombre de nada comunes dotes, pero cuyo edificio de rehabilitación, basado sobre cimientos falsos, tenía que desmoronarse ante el primer examen de la opinión"(*El casamiento misterioso* 153). Muchos historiadores, escritores y críticos, sin embargo, han leído este episodio como si fuera un hecho histórico y lo han utilizado para vindicar el feminismo histórico en Cuba. Por ejemplo, Patrick Collard, en su artículo "Fabricando a la Faber", concluye que en Cuba su figura "reviste desde hace tiempo dimensiones emblemáticas, cuya historia empieza, podemos decir, el mismo día en que el letrado De Vidaurre tomó la palabra en defensa de la acusada" (163)[41]. El problema, desde luego, es que esta defensa es parte de la ficción inventada por Clemente Vázquez[42]. La amplia biblio-

---

[41] Ver Patrick Collard, "Fabricando a la Faber (Sobre Antonio Benítez Rojo y su *Mujer en traje de batalla*)" en *Murales, figuras, fronteras: Narrativa e historia en el Caribe y Centroamérica*, editado por Collard y Rita de Maeseneer, Madrid y Frankfurt: Iberoamericana, 2003: pp. 159-85.

[42] Es necesario recordar que la novela de Clemente Vázquez es más novela que historia. Aunque el autor alude a las libertades ficticias en sus referencias a Vidaurre, no aclara lo suficiente el destino de Juana de León. En la novela Juana de León se hace monja, adopta el nombre de Sor Enriqueta y pasa el resto de su vida buscando reunirse con Enriqueta Faber. Ernesto de las Cuevas Morillo, en *Narraciones históricas de Baracoa*,

grafía de Manuel de Vidaurre, que sí residió en Cuba durante esta época, no contiene ninguna referencia al caso de Enriqueta Faber. Una lectura cuidadosa de la novela de Clemente Vázquez, además, revela que las notas al pie de página indican que "algunas" de las palabras del personaje que forman la defensa provienen de un texto publicado por De Vidaurre sobre un proyecto de reforma del Código Criminal. Todo esto sugiere que la apelación que dramatiza Clemente Vázquez en su novela es totalmente ficticia[43].

Pese a que la versión de Clemente Vázquez dista mucho de la de Benítez Rojo, las dos novelas comparten la misma estructura temporal histórica, es decir, que su sentido histórico se constituye como la instancia en el tiempo en que el sujeto afirma su diferencia radical en el espacio social. La narrativa histórica cobra cuerpo y tiene lugar a través del tiempo cuando este espacio cambia sus estructuras lo suficiente como para asimilar esa diferencia. Esta temporalidad adquiere un sentido teleológico porque estos cambios se configuran como una trayectoria natural o normal. Los dos justifican la transgresión en términos de la lucha histórica por la libertad. Clemente Vázquez incide en el feminismo, y Benítez Rojo en la libertad sexual como si su fuera su extensión y continuación. En varias de sus entrevistas, Benítez Rojo subraya la importancia de la trayectoria histórica de su personaje. Justo después de publicar la novela, comenta que las feministas "andan siempre buscando personajes de este tipo, cuyas biografías pueden ser leídas como las pioneras de la igualdad de los sexos, la libertad sexual y esas cosas... Pero Enriqueta se les había pasado" (Ayén 2001). En una entrevista que le hizo María Rita Corticelli, Benítez dice que "la historia real de Henriette

---

Baracoa: *La Crónica*, 1919, disputa esta versión, señalando que Juana de León nunca salió de Baracoa y se casó varios años después con el Sr. Eduardo Chicoy (pp. 71-88).

[43] De acuerdo a los textos de Vidaurre, él no renuncia a su trabajo en Puerto Príncipe para defender a Faber, sino para regresar a su país después de años de servicio municipal. En dicha carta no hay ninguna mención del caso ni de los acontecimientos de aquel entonces. Ver "De la renuncia al empleo en Puerto Príncipe" en el libro *Cartas americanas* (pp. 341-342). Calcagno, en *Diccionario biográfico cubano*, informa que Vidaurre era "oidor en Pto. Príncipe, donde en 1823 dio a luz en la imprenta patriótica de esa ciudad, sus obras en cinco tomos, sobre *Derecho penal y sus relaciones con la Religión y la Filosofía...*" (p. 682). Según la nota a pie de página en el texto de Clemente Vázquez, la defensa ficticia de Faber (la que muchos toman por verídica) se deriva de la *Tercera disertación sobre los remedios preventivos* (p. 220).

Faber daba pie para que tomara partido por la causa de la mujer, preocupación justa y de gran actualidad". En lugar de justificar el matrimonio basándose en la caridad, el autor explica el travestismo como parte de una trayectoria histórica en que la libertad de expresión abarca no sólo las relaciones gay-lésbicas sino también un futuro más allá de las cuestiones sexuales. Añade Benítez Rojo:

> el personaje tiene una proyección que va más allá de la cuestión estrictamente erótica. Se trata de un espíritu independiente que sigue sus propios códigos éticos aunque éstos no coincidan con las convenciones de la época. Así, vemos a Henriette hacerle frente a los grandes obstáculos y humillaciones que encuentra a su paso, incluso a su propio sufrimiento por las muertes de su marido, de su hijo, de sus amigos. Nada consigue paralizar su voluntad de seguir adelante. Pienso que esta actitud ante la vida tiene como premio un sentimiento de libertad total raro de experimentar. Bien mirado, diría que Henriette es un héroe social que trasciende la división hombre/mujer. Para mí Henriette es sobre todo un ser humano, un individuo en busca de la libertad de actuar y expresarse lo más auténticamente posible.

En lugar de proponer a Faber como la pionera entre las feministas en Cuba, tal como hace Clemente Vázquez, la crítica actual la reclama como pionera del movimiento gay y lésbico. Ivonne Cuadra, en el ensayo "Entre la historia y la ficción: el travestismo de Enriqueta Faber", también ubica al travesti en una narrativa de progreso histórico[44]. En este sentido, "lo histórico" se refiere simultáneamente a los acontecimientos originales, a los contextos en los que escriben los novelistas y a un germen u origen cuyo significado se proyecta hacia el futuro y se realiza como algo que transforma el espacio social a medida que pasa el tiempo. Ella arguye que la novela de Benítez Rojo asume un carácter teleológico en el sentido de que la misión histórica del travesti es deconstruir el concepto de género. Dice Cuadra que su misión es "romper las barreras del sexo, del género, del tiempo y del espacio" (226). De este modo, la novela de Benítez Rojo se corresponde no sólo con lo que la Faber de carne y hueso intentó hacer "durante toda su vida", sino también con las teorías y las prácticas de la crítica posmoderna.

---

[44] Ivonne Cuadra, "Entre la historia y la ficción: El travestismo de Enriqueta Faber", *Hispania* 87 (2004): pp. 220-26.

Siguiendo los rastros borrados

Rastrear a la travesti también implica seguir las huellas que no están, las que los mismos historiadores, novelistas, y cronistas han borrado en su afán por asimilar a Faber en la narrativa histórica. Estos intersticios aparecen tanto en las incongruencias de los textos como en las supresiones u omisiones. Por ejemplo, cuando José Joaquín Hernández se refiere a la querella de Juana de León, dice, "quisiéramos copiarlo íntegro para que se vieran todas las causas que expone la demandante, pero resistimos a ese deseo porque hay en él ciertas circunstancias con cuya lectura creeríamos herir la susceptibilidad de nuestras lectoras" (364-365). Aunque mucho del testimonio del proceso judicial aparece en la novela de Andrés Clemente Vázquez, hay también indicios de omisiones. En una de las notas al pie de página, el narrador señala:

> El autor se ha visto obligado a hacer caso omiso de algunos de los incidentes que produjeron la ruptura entre la heroína de la novela y la desgraciada Juana de León, a fin de huir de las inconveniencias que se hicieron constar en el proceso respectivo. Las personas que quisiesen enterarse de toda la desagradable realidad, podrán recurrir a las páginas del periódico *La Administración*, citado antes. Pero lo que fuese disculpable en una revista de jurisprudencia, destinada a circular entre abogados, sería muy censurable en una novela como ésta, que puede ser leída por pudorosas señoritas. En resumen, en el presente libro se han conservado los hechos culminantes de la historia verdadera de Enriqueta Faber, prescindiéndose únicamente de ciertos detalles libidinosos, impropios de una sociedad culta, que no haya perdido el derecho de ser respetada (186).

Francisco Calcagno concluye afirmando la veracidad histórica de los eventos que se cuentan en el texto. Dice el narrador:

> La nuestra, repetimos está basada en un hecho real y verdadero: id a Baracoa, a Santiago de Cuba, al pueblo de Tiguabos, ¿quién allí no conoce esta historia? La causa, seguida en el juzgado de Santiago de Cuba, donde radica, se imprimió en la revista titulada *La Administración*, con detalles que harían ruborizar a un carretero, aunque ese carretero fuera de los que trabajan en nuestros muelles.
>
> ¡A qué impurezas, a qué abominaciones se ve llevada la loca de la casa, esto es, la imaginación, al leer ese tejido de aberraciones y de obscenidades! Y aún hay que advertir que aquí la loca de la casa nada tiene que inventar: allí está todo, muy claro; muy pormenorizado, en letra de molde; felizmente no es lectura para damas, sino para esconderse en los empolvados archivos del escribano (151-152).

En cada caso, las razones para no transcribir fielmente el testimonio que aparece en *La Administración* son iguales: "herir la susceptibilidad de nuestras lectoras", "puede ser leída por pudorosas señoritas" y "no es lectura para damas". ¿Qué será lo que estos escritores quieren esconderles a las damas criollas?

El signo y la significación del falo

El verdadero delito de Enriqueta Faber no sólo fue su matrimonio con otra mujer sino fabricación, posesión y distribución de falos. Una lectura de *La Administración* confirma que Faber, a la vez que practicaba la cirugía, también fabricaba prótesis o "consoladores" con forma de miembro masculino. Esto sale a relucir en el testimonio de los hombres que la desvistieron en los Tiguabos, afirmando que también encontraron "un instrumento fingido que lo hacía parecer hombre" (Sierra Madero 77). Ya que existe el rumor en los Tiguabos de que el médico extranjero es, en realidad, una mujer, Faber intenta demostrar, de una vez por todas, su masculinidad ante las autoridades municipales. Según informan los expedientes, Faber:

> Tomó un pellejo de un guante muy fino y figuró un miembro de hombre pintándolo con pintura que lo hizo parecer tal; y que preparada con ese instrumento se presentó de noche al alcalde de Tiguabos, que lo era entonces D. Tomás Olivares, y se manifestó descubierto a él, y a otras personas que allí se hallaban para que le testificasen que era hombre; que como era de noche todos quedaron engañados y la conceptuaron varón... (Fernández de Cuevas 347).

Aparentemente Faber se dedica a la producción de "consoladores" con tanta naturalidad que entra en conflicto con los oficios municipales. De acuerdo con los testimonios, ella tiene un roce con el alcalde del pueblo de Tiguabos cuando éste trata "allí de separar todas aquellas personas de diverso sexo, que no siendo casados vivían juntos" (348). Según los expedientes, Faber "trató de hacerle una chuscada, y construyó seis instrumentos de aquellos con el fin de mandárselos al alcalde, diciéndole que se los remitiese a aquellas personas del sexo femenino que separaba.." (348). Estas prótesis, sin embargo, nunca llegaron a su destino final porque como el cuarto donde vivía Faber no tenía llave "los robaron unas negritas de la casa y dispersaron los tales instrumentos" (348).

Pese a lo extraño de todo esto, hay cierta lógica. Como médico-cirujano, a Faber seguramente le tocó tratar a los heridos en las batallas cuando acompañaba al ejército de Napoleón en las campañas de Rusia y España. Como parte de su oficio, no sólo le habría tocado amputar brazos y piernas, sino también crear prótesis para reemplazar los miembros ausentes. El espacio fálico es signo de ausencia o de plenitud. Por eso, los jueces confían en la palabra de Juana de León, quien acusa a Faber de "haber fingido consumar el matrimonio 'de un modo artificial que entonces no pudo comprender'" (300). En la querella, ella también menciona "ciertas incomodidades y circunstancias que la decencia no permite referir" (300). Lo escandaloso de la prótesis es doble porque su mera existencia significa la carencia en el hombre, ya sea por castración o por incapacidad.

Con la excepción de Fernández de Cuevas, los historiadores han suprimido las referencias a la fabricación de los "consoladores". Estas omisiones textuales evidencian lo traumático de la carencia masculina, el *horror vacui* de la castración. Por supuesto, esto no se refiere a la castración física sino a la condición simbólica de la masculinidad. En términos del psicoanálisis contemporáneo, el falo no es el órgano masculino sino una estructura de deseo; el falo constituye los valores de "ser", "tener" o "carecer". La prótesis recuerda que el concepto de "tener" cobra su valor significativo precisamente porque alude al "no tener", o sea, la castración misma, y no sólo es un indicador del vacío, sino también del deseo femenino. A medida que este "instrumento" amenaza el monopolio que ejerce el hombre criollo sobre el placer sexual, también convierte al falo en un significante, en algo desconectado del cuerpo masculino. Esta ansiedad lleva a los jueces a preguntar varias veces dónde se encuentran esos objetos (348), preocupación que no se deriva tanto de las cuestiones legales sino de la posibilidad perturbadora de que este conocimiento llegue a circular entre las damas criollas, quienes podrían esperar un placer más allá del que sus maridos pudieran proporcionarles.

El pánico ante la castración también se constituye como el miedo a la sexualidad femenina. En el discurso cultural del siglo XIX en Cuba, el sujeto femenino deseoso siempre se denigra como la mujer que cae en la desgracia de la prostitución[45]. Al mismo tiempo, este discurso cobra un fuerte matiz racial en la Isla en la medida en que el mestizaje amenaza la legitimidad y la exclusividad de los criollos. Por lo tanto, no es de sorprender que sean las mujeres de color, como Prometeo, las que han robado y dispersado los aparatos. La presunta híper-sexualidad de la mujer de color, junto con el travestismo, forma parte de la misma ansiedad social y cultural.

¿QUÉ ES EL TRAVESTISMO?

En *Vested Interests*, Marjorie Garber señala que el travesti no debe considerarse como una combinación de dos sexos, como en los casos del hermafrodita, aun cuando este concepto haya tenido cierta aceptación en distintos momentos históricos. El travestismo es diferente porque se trata de una manera de describir un espacio de posibilidad (11). Desde mi perspectiva, el travesti es un ejemplo de lo que Sigmund Freud llama *Vorstellungsrepräsentanz*, una figura que representa la representación (599)[46]. Según observa Severo Sarduy, la mejor metáfora para el travesti es la escritura, porque en ella coexisten diversos géneros y signos en un mismo cuerpo textual. Al mismo tiempo, la escritura marca la ausencia del punto de origen, de la voz, y del ser que la produce (37)[47]. Esta conciencia es en sí misma la apodíctica afirmación de la presencia del sujeto a través de un signo que no hace sino marcar su ausencia. En este sentido, como señala Joël Dor, "el sujeto es una creación, una máscara, creada por el lenguaje" (136)[48]. Al mismo tiempo, como observa Marjorie Garber, esta figura es la metáfora, la representación misma que hace posible la cultura; no puede haber cultura sin el travesti que abre la entrada a lo simbólico (34).

---

[45] Ver el excelente ensayo de Adriana Méndez Rodenas, "Mujeres deseantes en *Las honradas* y *Las impuras* de Miguel de Carrión: 'Este sexo que no es uno'", *Revista Iberoamericana* 56 (1990): p. 1010.

[46] Sigmund Freud, *The Freud Reader*, ed. Peter Gay, New York: Norton, 1989.

[47] Severo Sarduy, *Written on a Body*, trad. Carol Maier, New York, Lumen Books, 1989.

[48] Joël Dor; *Introduction to the Reading of Lacan: the Unconscious Structured Like a Language*, ed. Judith Feher Gurewich; trans. Susan Fairfield; Aronson, Northvale y Londres, 1997.

Aunque esta afirmación de Garber parece ser atrevida, merece nuestra consideración desde el punto de vista crítico, porque detrás del espectáculo del travestismo hay una teoría de la condición de la representación. En *Écrits*, el psicoanalista Jacques Lacan hace una distinción entre los procesos miméticos que se encuentran en el reino animal (camuflaje, intimidación e invisibilidad) y los de la representación humana. La diferencia principal es que el animal no "finge el fingimiento", es decir, no deja "huellas falsas" que son las verdaderas. La decepción reside en tomar como falsas las verdaderas. De este modo, la condición de la representación es la capacidad de decepción (305)[49]. Lacan añade:

> Pero claro está que el discurso comienza sólo en el "traspaso" del "fingimiento" al orden del significante, y que el significante requiere otro locus –el locus del Otro, el Otro que es testigo, el testigo que no sea uno de sus socios– para que el Discurso que apoye [el traspaso] sea capaz de mentir, es decir, de presentarse como la Verdad (305).

En términos del falo y las posiciones que el sujeto puede asumir en el orden simbólico, el travestismo no se corresponde con ser o tener sino con la apariencia, el *performance*, que pone en entredicho la realidad de la percepción. Lacan, en el ensayo "La significación del falo", explica que el falo no se constituye en el órgano sexual masculino, sino en la estructura del deseo que gira alrededor de los conceptos "ser" y "tener". Por eso, Judith Butler, en *Gender Matters* escribe que "no hay ninguna indagación […] en la ontología en sí, ningún acceso al ser, sin una indagación anterior en el ser del falo, la significación autorizada de la Ley que toma la diferencia sexual como una presuposición de su propia inteligibilidad" (92)[50]. Añade que esa inteligibilidad cultural se constituye a través de las diferencias exclusivas de "tener el falo" –lo que el hombre posee– y "ser el falo" –lo que la mujer es– (93). Ser el falo significa que uno es, y aparece, como el significante del deseo del otro. Como señala Lacan, estas dos posiciones, "por referirse a un significante, el falo, tienen el efecto contrario: por un lado, le confieren la rea-

---

[49] Jacques Lacan; *Écrits, A Selection*, trad. Alan Sheridan, Norton, Nueva York, 1977. La traducción del inglés al español es mía.

[50] Judith Butler, *Gender Trouble: Feminism and the Subversion of Identity*, Nueva York, Routledge, 1990.

lidad al sujeto de este significante y, por otro, desrealizan las relaciones que significan" (289).

La complejidad del pensamiento de Lacan radica en que emplea el término "falo" para referirse a una estructura del deseo, un objeto que depende de las posiciones que se puedan asumir en la economía simbólica[51]. En las relaciones heterosexuales, por ejemplo, la mujer ocupa la posición de "ser" el objeto de deseo: ella es el falo, mientras que el hombre ocupa el de "tener" el falo; tradicionalmente, la mujer es el objeto que el hombre posee. Estas posiciones, no obstante, conllevan ciertas consecuencias simbólicas: si el hombre desea el objeto (el falo) es porque simbólicamente no lo posee ya, es decir, es un castrado. De la misma manera, si la mujer es el falo, su condición implica que no desea al hombre *per se* sino que busca ser el objeto que atrae el deseo del otro. Además, si la posición de la mujer es "ser" el objeto de deseo, ella queda excluida del deseo porque no puede carecer (no tener) de lo que ya es. Es aquí donde interviene la categoría del "parecer" ocupando el espacio de la categoría del "tener", que es, según Lacan, "para protegerlo por un lado, y para enmascarar su carencia en el otro" (289). Para Lacan, la sexualidad no es sino una comedia que esconde la realidad de que nadie posee el falo, el cual no está conectado a ningún cuerpo sino que es un significante flotando y regido por el deseo.

Vestirse de hombre no es, como se suele pensar, esconder la carencia; fingir que se tiene aquello de lo que se carece, sino todo lo contrario, porque ser hombre es fingir que uno no carece de lo que tiene. La masculinidad está configurada en la carencia, no en el ser. Por eso nunca es suficiente en sí, y por eso el hombre siempre tiene que probarse. Al asumir el papel de hombre, el travesti femenino también asume la castración simbólica, porque el travestismo femenino es un

---

[51] Aunque aquí se emplean los términos "hombre" y "mujer" en su sentido tradicional, las lecturas contemporáneas de la obra de Lacan, como las de Bruce Fink, no limitan su uso a las categorías biológicas. Desde su perspectiva, el proceso por el cual el sujeto asume una posición en el orden simbólico, es algo que puede ocurrir independientemente de las designaciones biológicas. El término masculino o femenino bien pueden aplicarse a las variables posiciones que el sujeto asume en una dinámica intersubjetiva. Ver el capítulo titulado "There's no such thing as a Sexual Relationship" en el libro *The Lacanian Subject: Between Language and Jouissance,* Princeton, Princeton University Press, 1995, pp. 104-121.

acto de autodestrucción que borra a la mujer y produce la ilusión de un hombre que tiene que probar su masculinidad.

¿POR QUÉ ESTUDIAR EL TRAVESTISMO?

Emilio Bejel, en su excelente estudio *Gay Cuban Nation*, arguye que la identidad moderna homosexual, debido a su rechazo o exclusión de la mayoría de las definiciones de *lo cubano*, funciona necesariamente para establecer los límites del discurso (xv)[52]. Como añade Bejel, la mayoría de los estudios sobre la cultura nacional en Cuba se enfocan casi exclusivamente en cuestiones de raza, clase, colonialismo e historia. Estos, no obstante, definen explícita o implícitamente la identidad en términos de una sexualidad "propia" y "apropiada". Las sexualidades que se adhieren estrictamente a los parámetros de la identidad nacional constituyen (presuntamente) una amenaza a la salud de la futura nación[53]. La narrativa de la nación define al sujeto nacional como blanco, masculino, heterosexual, católico. De este modo, el sujeto nacional (masculino) se define por su rechazo del afeminamiento, situándolo en la zona de lo abyecto, en la frontera entre la identidad y la otredad. El argumento que desarrolla Bejel es que la homosexualidad (lo marginal) es precisamente lo que delimita la masculinidad cubana (lo central); por lo tanto, lo marginal es también parte de lo central porque marca

---

[52] Emilio Bejel, *Gay Cuban Nation*, Chicago, The University of Chicago Press, 2001, p. xv.

[53] Algunos ejemplos del discurso homofóbico son: el artículo "Carta crítica al hombre-muger", atribuido a José Agustín Caballero y se reproduce en el libro *La literatura del Papel Periódico de la Havana*, 1790-1805, edición de Cintio Vitier, Fina García Marruz y Roberto Friol, La Habana, Editorial Letras Cubanas, 1990, pp. 75-78; Fernando Ortiz, en *Los negros brujos (Apuntes para un estudio de etnología criminal)*, Miami, Ediciones Universal, 1973, caracteriza la homosexualidad como un vicio y como uno de los aportes de los chinos a la cultura cubana y el ensayo del Dr. Luis Montané titulado "La pederastia en Cuba", *El Progreso Médico* (La Habana, 1890): pp. 117-125. Con respecto a la cultura de la Revolución, se debe consultar el "Código Penal de 1979 (artículos 359 que penaliza el "Escándalo Público" y 366 que hace referencia a los "delitos contra el normal desarrollo de la familia", y la Declaración del Primer Congreso Nacional de Educación y Cultura (30 de abril de 1971), en especial la sección titulada "Modas, costumbres y extravagancias". Estos últimos aparecen en el guión del documental *Conducta impropia*, de Néstor Almendros y Orlando Jiménez-Leal, Madrid, Editorial Playor, 1984.

las fronteras de la identidad. En lugar de tratarse de una práctica marginal, la transgresión es central porque la narrativa nacional depende de ese espacio abyecto para articularse como un discurso coherente.

Al mismo tiempo, creo que sería productivo ampliar el concepto de la frontera para no reducirla exclusivamente a la homosexualidad en el imaginario cultural cubano[54]. Marjorie Garber observa que asociar el travestismo con la homosexualidad ha sido una cuestión de contingencia histórica, porque hay determinados momentos en los que el travestismo no tiene nada que ver con la "orientación sexual". Al mismo tiempo ella admite que la distinción no siempre es tan fácil de hacer precisamente por la tendencia del travesti a desestabilizar los binarios (131). Aunque el travestismo puede compartir el espacio de lo "abyecto" con la homosexualidad, el lesbianismo y el transexualismo, no es un sinónimo. A pesar de sus diferencias, los sujetos heterosexuales, gays y lesbianas entran en el orden simbólico a través de la represión del significante primario: todos se enfrentan con la Ley que prohíbe el incesto[55].

Al contrario, en el transexualismo el sujeto nunca entra totalmente en el orden simbólico; nunca acepta la escisión del signo en significante y significado. Por eso, el transexual insiste en la total correspondencia, por encima de las suturas, del sujeto (ser) y el objeto (cuerpo). Como señala Garber, el travestismo no se constituye como una identidad central [*core identity*] (134), más bien se trata de un ritual con carácter de fantasía marcado por la representación y el *performance*. El travesti propone una relación distinta con el orden simbólico, sin una

---

[54] En cuanto a la tendencia de tomar el travestismo como sinónimo de la homosexualidad, Judith Butler señala que no sólo hay muchos travestis de caberé [*drag performers*] que no son homosexuales sino que sería un error conceptualizar la homosexualidad a través de un *performance drag*. Sin embargo, Butler tampoco descarta la relación entre la homosexualidad y el travestismo completamente porque los dos son medios de negociar una identificación transgénero. Por eso ella concluye que el travestismo, aunque puede ser un modelo para considerar la homosexualidad, no es un modelo ejemplar (Judith Butler, *Bodies that Matter*, New York, Routledge, 1993, p. 235).

[55] Esto no quiere decir que el significante primario siempre es la madre, y que el padre simbólico siempre es el padre. Bruce Fink, en *The Lacanian Subject*, observa que en el caso de los padres solteros, otro puede tomar el papel del padre simbólico, señalando que una parte del deseo de la madre (o del individuo que asume este papel) se extiende más allá del niño (p. 185).

posición estable porque no acepta la ley del padre simbólico. En el caso de los hombres travestis, se trata de un desconocimiento de la castración, una identificación prolongada entre el sujeto y el significante primario. En el caso de las mujeres travestis, es un impulso de escamotear la fijeza del ser, asumiendo la condición del que disimula la castración.

Pedro Márquez de Armas, en un artículo relevante titulado, "Ronda nocturna: itinerarios del discurso homofóbico cubano"[56], hace mención a los artículos que aparecen en *El papel periódico de la Havana* condenando a los petimetres, los falsos hidalgos, los nuevos ricos, los criollos consentidos, la anciana que se viste de adolescente, los travestis y los homosexuales. Márquez de Armas hace la perspicaz observación de que estas figuras constituyen "un *continuum* social" en el que los signos sociales ya no designan el orden tradicional[57]. Todos estos personajes existen en una continuidad en la medida en que su teatralidad amenaza las categorías de la identidad. Sus transgresiones no sólo están en contra del orden ético-moral, sino también del orden simbólico. Según De Armas, en este espacio "surge o se disemina otra moda,

---

[56] Pedro Marqués de Armas, "Ronda nocturna: itinerarios del discurso homofóbico cubano" en *La Habana Elegante* (2003). http://www.habanaelegante.com/Winter2003/Panoptico.html

[57] Para el autor implícito de las cartas que aparecen publicadas en *El Papel Periódico de la Havana*, en 1791, la significación y la razón dependen de preceptos que son tan gramaticales como morales. Por eso, en la "Carta sobre la educación de los hijos", las grandes quejas son por la falta de instrucción en letras y la abundancia de errores ortográficos en los letreros que aparecen en La Habana. Estas manchas, inscritas en el plano de la ciudad, son signos de las manchas ético-morales de la sociedad. El autor anónimo también critica al "hidalgo supuesto y un noble imaginario, que a titulo del tal se abandona en brazos de la providencia para no agachar el lomo, huir del trabajo, y estafar a todos"; una anciana que se la pasa aplicándose pomadas y ungüentos con el fin de "acusar de ignorancia" a aquel *Soberano Artífice* que le dio forma (p. 73), y los hombres afeminados que pasan "la mayor parte de una mañana en peinarse, ataviarse, y ver copia de su hermosura en el espejo" (p. 75). El engaño de las apariencias es el factor que reina en este espacio y produce una crisis de categoría de tal magnitud que las diferencias entre los miembros de la sociedad comienzan a desvanecerse. Como señala el autor, "los adornos y trajes que estaban establecidos para diferenciar las condiciones, al presente sirven para confundirlas. No se distingue el noble del plebeyo, el rico del pobre, ni el negro del blanco" (p. 67). Ver: Cintio Vitier (eds. Fina García Marruz y Roberto Friol), *La literatura en el Papel Periódico de la Havana 1790-1805*, Editorial Letras Cubanas, La Habana, 1990, pp. 59-60.

alternativa a la española y cuyos valores serán exhibidos por diversos estamentos –esclavos, negros libres, mestizos y blancos pobres– como estrategias de asimilación/transgresión". En tal sentido, esta naturaleza camaleónica o transformista se hace posible a través de un sujeto que se identifica con el camuflaje o con la significación misma. Este hecho constituye un punto de vista interesante para el estudio de Cuba, donde ha tenido lugar la transculturación más amplia de la historia del continente americano.

La ansiedad social que provoca la transgresión no es exclusivamente de naturaleza sexual. Como señala Garber, el travestismo siempre sugiere una crisis cultural en la que las fronteras de la identidad, o mejor dicho, las categorías que definen el género, la clase social, la nacionalidad, la raza y la sexualidad, se vuelven inestables. El travesti, en este sentido, es el elemento perturbador que interviene señalando no sólo una crisis en las categorías de la masculinidad y la feminidad, sino también la crisis de la categoría misma (17). El travestismo aparece en la crisis que surge al cuestionar la capacidad de organizar el espacio cultural.

A pesar del interés que los novelistas, historiadores y cronistas han mostrado por el caso de Faber, éste no es el único ejemplo de travestismo en la cultura y la literatura cubanas. Esta práctica sale a relucir en las calles durante el carnaval, en los espectáculos de cabaré, y en la Santería, en el *patakí* sobre el *orisha* Changó, por ejemplo, santo que simboliza la virilidad, pero que se disfraza de su amante, Oyá, para así poder huir de sus enemigos[58].

Según las observaciones de Marjorie Garber, el travestismo en la cultura occidental se ubica en las intersecciones de clase social y género. Transgredir las fronteras de una de estas categorías invariablemente pone en tela de juicio la inviolabilidad de las dos y de los códigos sociales que las mantienen (32). No obstante, en Cuba, debido a su condición histórica, la intersección en que se despliega el travestismo es más compleja aun, porque también intervienen las categorías de nacionalidad y raza. Es precisamente por esto que el travestismo se manifiesta en el ensueño oriental del modernista Julián del Casal, en cuyo poema "Kakemono" se erige el travesti envuelto en chales de seda como marca del

---

[58] Agún Efundé; *Los secretos de la Santería*, Miami, Ediciones Universal, 1978, pp. 55-59.

deseo de la otredad[59]. Este mismo deseo de escaparse del encierro insular figura en la serie de artículos que publica el joven Alejo Carpentier sobre la moda francesa, firmados por "Jacqueline", escritos en primera persona y dedicados casi exclusivamente a la descripción de vestidos, trajes, carteras, zapatos, peinados, faldas, trajes de baño, *negligées*, joyas, boas, bufandas, sombreros, y de todo tipo de material: muselina, seda, encajes, lamé, plumas, terciopelo, crepé, satén, y pieles. En fin, estos artículos presentan a Carpentier haciéndose pasar por una mujer que les enseña el arte de hacerse pasar como europeas a las mujeres cubanas[60]. El travesti es también una figura central en casi toda la obra de Severo Sarduy: *De dónde son los cantantes* (1969), *Escrito sobre un cuerpo* (1969), *Cobra* (1972), *La simulación* (1982) y *Colibrí* (1983).

El travesti provoca la risa nerviosa; seduce y aterroriza en la medida en que es un elemento perturbador que señala no sólo una crisis de identidad sino de categorización. Aunque el travestismo generalmente se considera una práctica marginal, la transgresión sexual y cultural está ubicada en la identidad de la Isla y los transgresores son precisamente las figuras que marcan los límites que definen la cultura cubana.

Criterio de esta edición

El aporte principal de esta edición es el comentario y la recopilación de los textos principales sobre el caso de Enriqueta Faber. Los textos recopilados y comentados aparecen en orden cronológico. Hemos omitido el texto escrito por José Joaquín Hernández titulado "El médico mujer", en 1846, porque aparece casi al pie de la letra como parte del sumario legal en la revista de jurisprudencia *La Administración* en 1860. Nos hemos servido de las notas para indicar las diferencias que existen entre los dos textos.

Los capítulos que hemos escogido de la novela de Andrés Clemente Vázquez son los que se relacionan con el argumento principal del texto: la justificación histórica del travestismo. No hemos incluido el

---

[59] Francisco Morán; "Itinerarios del deseo: apuntes para una lectura del poema 'Bajo-relieve,' de Julián del Casal" en *La Habana Elegante* (2003). http://www.habanaelegante.com/Winter2003/Hojas.html

[60] Ver mi artículo "El *performance* del travesti en los textos (des)conocidos de Alejo Carpentier, *Revista Iberoamericana* 205 (2003): pp. 935-949.

testimonio del pleito puesto que esto ya aparece en *La Administración*. Tampoco hemos incluido la apelación del caso que tanto ha llamado la atención de los críticos. Esta exclusión se debe a dos razones principales: primero, dudamos de la veracidad de dicha apelación, pues, no existe ningún documento, que no sea la novela de Clemente Vázquez, que sirve de aporte histórico. Segundo, ese testimonio ya aparece recopilado en el texto de Emilio Roig de Leuchsenring.

Como último, para facilitar la lectura de la mayoría de los textos hemos modernizado la ortografía y corregido la puntuación en conformidad con las normas actuales. Por ejemplo: veinte y tres = veintitrés; el nombre de los meses en minúscula, laísmos, génito-urinario = genitourinario; androginismo = andronginia; contrariedad = contradicción; Cagigal = Cajigal, etc. Cualquier otro cambio que hemos hecho está indicado en las notas al pie de la página.

II. La Administración, periódico jurídico, administrativo y rentístico[61]

CAUSA CÉLEBRE. PRIMERA PARTE

Causa criminal contra Doña Enriqueta Fabes o Faber por suponerse varón y en traje de tal haber engañado a Doña Juana de León con quien contrajo legítimas nupcias &c. &c, (A)[62].

Juez, el Alcalde 1.º Constitucional y 2.º Sustituto de la ciudad de Santiago de Cuba, Sr. D. Eduardo María Ferrer.

---

[61] [Nota del editor] El siguiente texto se toma de Laureano Fernández de Cuevas, Ed. "Causa célebre". *La Administración, periódico jurídico, administrativo y rentístico* (La Habana, Imprenta La Cubana, 1860): pp. 172-175; 218-221; 297-302; 344-350. En la introducción reza lo siguiente: "Este tomo comprende las disposiciones oficiales desde fines de 1849 en que cesó la obra del Sr. Zamora, hasta principios de 1855". Es probable que esto sea una referencia a José María Zamora y Coronado. Según el *Diccionario biográfico cubano* de Calcagno: "1822 fue en Pto. Príncipe magistrado honorario del Consejo de S. M.; en 1838 fue director de la Real Sociedad Económica, bien que Luz Caballero que era Vice la desempeñaba por él; escribió en 1839 en La Habana y publicó en Madrid en 1840 *Registro de la legislación ultramarina* 'especie de cedulario utilísimo en que se ha clasificado con la prolija paciencia de un laborioso benedictino el cuerpo enorme e indigesto de la legislación ultramarina'. (Domingo Del Monte). Tornó en 19 mayo de 1846 con el cargo de Regente de la Audiencia" (p. 705).

[62] [Nota en Fernández de Cuevas] (A) Para la relación de esta causa nos han servido de materiales: 1.º un artículo intitulado: "El médico mujer," debido al literato D. José Joaquín Hernández, quien lo insertó en la 8.ª entrega de la obra que en unión de otros varios escritores de Cuba publicada en el año 1848 con el nombre de *Ensayos literarios*. 2.º Unos apuntes que nos han facilitado nuestro conocido notario el Sr. D. Quintín del Río, a quien somos deudores de muchas noticias sobre la vida de Enriqueta, lo que nos pone en el deber de darle un testimonio público de nuestro agradecimiento por su amabilidad y la parte laboriosa y activa que le cabe en este asunto. –L.L.R.R. [Nota del editor] El texto "El médico mujer" en el libro titulado *Ensayos literarios*, Santiago de Cuba, Imprenta de la Real Sociedad Económica, 1846, pp. 357-370, escrito por Hernández, Pedro Santacilia y Francisco Baralt. Los capítulos son cuadros de costumbres, poesía y comentarios sobre la actualidad de entonces.

Abogado Asesor, Sr. Ldo. D. Hilario Cisneros[63].
Escribano actuario, D. Antonio Aguirre.
Iniciada en la ciudad de Santiago de Cuba, el día 1º de Enero de 1823.

La causa que tenemos el gusto de ofrecer ahora al público y particularmente a nuestros suscriptores, es quizás una de las más interesantes y célebres que cuenta la Isla de Cuba en sus anales jurídicos.

Su interés y celebridad no están circunscritos solamente como pudiera creerse a la importancia, ni a la sentencia en ella recaída, por formar parte de nuestra legislación criminal consuetudinaria ni a la relación de la historia de una mujer que, según ha dicho con bastante razón uno de sus cronistas, el Sr. D. Blas Osés, "después de haber sido casada, madre y viuda, recorrió con nombre y traje varonil diversos países, ejerció legalmente la cirugía en ejércitos y pueblos, se vio prisionera de guerra, contrajo matrimonio con una persona de su sexo y vino por fin a ser descubierta, juzgada y sentenciada en Santiago de Cuba"[64].

Su interés y celebridad se extienden a mucho más. Enriqueta presta vasto e ilimitado campo a las profundas meditaciones del filósofo, a las creaciones del literato, a las observaciones del médico, a las sabias y profundas consideraciones del jurisconsulto.

La mujer, esa mitad del género humano, nacida para encanto del hogar doméstico, formada por al mano Providencial para ser la amable compañera del hombre, su ángel consolador en la tierra, se ve en la

---

[63] [Nota del editor] Según Calcagno en el *Diccionario biográfico cubano*, Cisneros fue "Natural de Santiago de Cuba; notable jurisperito: muchos años residente en la Habana donde ejerció un empleo público: oidor suplente en la Pretorial, fue miembro por mucho tiempo desde 1833, de la Sociedad Patriótica de Santiago de Cuba, desde 1847, de la Económica de la Habana; en ambas se señaló por su espíritu público; poseyó una de las buenas bibliotecas de la Isla" (p. 197).

[64] [Nota del editor] Aunque no hay ninguna referencia al texto publicado por Blas Osés, el *Diccionario biográfico cubano* de Calcagno informa que "fue oidor, y luego Regente de la Audiencia Pretorial de Puerto Rico, abogado y verdadera lumbrera en el foro de las letras. Desde 1830 miembro de la Real Sociedad Patriótica; fue en el 34 miembro de la comisión permanente de literatura, y como tal terció en el asunto de la Academia. Colaboró en *El Recreo de las Damas*, de Heredia, 1821, aunque en ese año se hallaba en México; luego en la *Revista Bimestre* y otros; en 1847, oidor de esta Real Audiencia Pretorial" (p. 478).

Faber[65] usurpando los derechos del otro sexo y al parecer trastornando las admitidas teorías que la filosofía y la jurisprudencia han establecido y sentado como consecuencia del estudio de su naturaleza débil y sensible, dulce, delicada y pura.

Enriqueta es un vivo ejemplo de lo que es la mujer sin esa educación moral propia y conveniente a su sexo, si ha nacido pobre, destituida de belleza pero dotada de raro talento, con pasiones fogosas, con un carácter sumamente varonil y con una propensión tan irresistible a un arte como el de la cirugía.

Ella nos revela la influencia que las circunstancias y el trato común de las personas suelen ejercer sobre nuestras ideas y sentimientos. En efecto, suiza de nacimiento pero hija de la Revolución francesa; educada, digámoslo así, en medio de los ejércitos de Napoleón el Grande a donde tenía que acompañar a su esposo, no era posible que su inteligencia y su corazón dejasen de participar del anarquismo intelectual de la época, de su completa desmoralización y falta de creencia religiosa. No es extraño verla despreciar una de las instituciones más conservadoras de la sociedad, el matrimonio; y que siendo protestante lo contemple como cualquier otro contrato civil, no dándole más duración e importancia que la que quieren darle las voluntades de las partes. Tales son las reflexiones ante las actas de este proceso, que además le recuerdan las modificaciones que nuestra práctica forense ha ido sufriendo paulatinamente desde el año de 1823 a la fecha.

Para el discípulo de Hipócrates, no presenta Enriqueta ninguno de esos raros defectos de configuración del aparato genitourinario; nada de androginia ni hermafrodismo; pero en cambio contemplará en ella el fenómeno de la contradicción más abierta entre la parte moral y la parte física: el carácter e inclinaciones opuestos al bello sexo; verá, en una palabra, el espíritu de un hombre encerrado en el cuerpo de mujer.

Bajo otro aspecto puede contemplarla la literatura. El ingenio de que se valió Enriqueta para poder por tantos años hacer verosímil su ficción; los arbitrios que debió usar para engañar tanto a particulares como a autoridades, y llevar su astucia y arrojo hasta el punto de con-

---

[65] [Nota del editor] Hay diversas maneras de deletrear el apellido de la protagonista: Faver, Fabes, Fabez, Fabé, etc. Para facilitar la lectura, hemos utilizado Faber excepto en los casos en que una de las variaciones aparezca en el título de uno de los textos.

traer legítimas nupcias con la inocente y cándida León, la recomendarán siempre a su estudio y consideración, si por otra parte no fuese la misma Enriqueta el tiempo más fecundo para una creación novelesca y su historia acontecida en una época constitucional, el episodio más divertido para un romance o cualquier otro poema.

Pero dejamos al Sr. de Hernández la gloria de darnos a conocer la vida borrascosa de esta mujer singular y extraordinaria, completando lo que falte a su narración con las noticias que últimamente hemos podido adquirir[66].

La naturaleza en su variedad infinita, dice ese escritor; nos presenta a veces casos raros de sus caprichos que llenan la imaginación de confusas ideas y le hacen ver cuán a menudo fallan las tesis y reglas generales que como fruto de sus estudios y tareas sienta de continuo para que le sirvan de norma en la corta y azarosa carrera de la vida.

El corazón y el carácter del hombre presentan tan diversas fases como su fisonomía; y en el sexo hermoso se ven tan notables diferencias que las contradicciones que nos manifiestan hicieron decir a un gran conocedor del corazón humano, La Rochefoucault que "no pueden sentarse reglas sobre el espíritu y corazón de las mujeres si no están de acuerdo con su temperamento"[67].

La mujer para nosotros es un ser débil a quien rodeamos desde la niñez de tiernos cuidados; la educación que procuramos darle, las máximas que le inculcamos y las consideraciones que le tenemos, todo tiende a hacer de su corazón una fuente de virtudes que madre algún día ha de hacer fructificar en el alma de sus hijos. Pero esa debilidad y esa terneza suela desmentirse a veces presentándose mujeres de carácter varonil cuyas acciones atrevidas asombran hasta a los hombres más valientes y arrojados.

Imbuidos nosotros en las máximas sabias y doctrinas consoladoras de Fénélon y Aime Martin estamos muy lejos de considerar a la mujer como los escépticos pesimistas que creen inherente al corazón feme-

---

[66] [Nota del editor] A partir de este punto, el texto de Laureano Fernández de Cuevas reproduce el cuadro de costumbres entero de José Joaquín Hernández. Por tratarse de un texto dentro de otro, hemos indicado cuando las notas al pie de la página son de Hernández o cuando son de Fernández de Cuevas.

[67] [Nota del editor] Aunque el texto de Fernández de Cuevas no pone esta cita entre comillas, las incluyo y sigo el original de Hernández.

nino la falsedad y la hipocresía. Nosotros si pecamos será por el extremo opuesto; nunca creeremos demasiadas las consideraciones que tengan por esa mitad del género humano, a cuya benéfica sombra forman nuestros corazones; por eso cuando vemos casos en que la mujer no cumple con la santa misión que le está encomendada, nos lamentamos del abandono de su infancia porque de cierto que no a otra cosa, sino a una educación descuidada; puede atribuirse su desvío de la florida senda que le había señalado el Creador Supremo.

Hemos dicho que se presentan a veces mujeres de carácter varonil y arrojadizo, que con sus acciones nos asombran. La historia nos trae mil hechos: citarlos sería querer aclarar lo que nadie pone en duda; las de Juana de Arco en Francia, y en España la de la heroína de Zaragoza son bien conocidas y bastan estos dos nombres para causar respeto y admiración; pero estas dos mujeres arrastradas por el amor a la patria derramaron su sangre defendiéndola, y fue santa la causa que las hizo salir de su atribuciones. Muchos casos nos refieren también la historia de hechos horribles, crímenes atroces e intrigas infernales en que hacen el primer papel las mujeres, y en éstos nos lamentamos del fatal abandono de quien no supo en su infancia modificar su mal organismo.

La mujer que nace con el carácter vivo y arrojado, y alberga en su imaginación esas ideas de libertad e independencia que envidian los hombres, no puede acostumbrarse a la quietud del hogar doméstico ni a la tranquilidad de las suaves tareas que le son propias. Su corazón ansía explayarse respirando libremente y estos deseos llevados a efecto han dado al mundo nombres célebres. La Monja Alférez enalteció su nombre no ha mucho, y en nuestros días la profunda escritora Baronesa de Dudevant se ha hecho conocer ventajosamente bajo el seudónimo de Jorge Sand. Estas dos mujeres abandonaron los vestidos de su sexo por los del nuestro y ambas por diferente estilo han ilustrado sus nombres. En la última guerra de España (1846) se vio una mujer tomar el traje de soldado por seguir a su amante a la guerra, y no hace muchos meses que los periódicos nos han referido la muerte de un empleado belga que por muchos años había estado desempeñando un buen destino y que sólo al tiempo de amortajarlo se le había descubierto que pertenecía al sexo femenino.

En nuestra pacífica ciudad (Santiago de Cuba) se vio pocos años atrás un caso semejante. Muchos de nuestros lectores tendrán noticia del hecho que vamos a contar y habrán conocido a la heroína, pues antes que llegase a nuestras manos el proceso que nos ha determinado a escribir estas líneas, habíamos oído referir el suceso aunque variado y nunca exacto. Aun existen varios señores que como defensores, fiscales o asesores tomaron parte en este asunto. Hoy que la fortuna nos ha deparado los autos originales que aquí se siguieron contra aquella infeliz, vamos a ocuparnos de escribir su historia y la de su causa aunque brevemente, con el objeto de que sea bien conocida la verdad de los hechos, cosa que nadie cuidará cuando afirmemos que los apuntes de que nos servimos son extractados por nosotros mismos del original del proceso[68].

Enriqueta nació en Lausana, Suiza, el año de 1791; fueron sus padres Juan Faber e Isabel Cavent[69]. De los primeros años de su vida nada

---

[68] [Nota de José Joaquín Hernández] (1) Entre los curiosos apuntes que se proporcionaron en esta ciudad (Santiago de Cuba) al Sr. D. Miguel Rodríguez Ferrer se encontraban los autos de que hablamos; y a la amable condescendencia de este caballero debimos el poder examinarlos y conocer la verdad en el asunto de que nos ocupamos. – J.J.H. [Nota del editor] De acuerdo con el *Diccionario biográfico cubano*, Rodríguez es "escritor público, miembro en 1848 de la Sociedad Económica, desempeñó diversas comisiones en el ramo de instrucción pública, y por 1843 y siguientes colaboró en *El Artista*, y otros científicos. Comisionado en esta Isla para recoger datos para el *Diccionario-Geográfico-Estadístico-Histórico*, que redactaba D. Casual Madoz, hizo estudios importantes sobre ella, que utilizó después para su *Revista de España y sus provincias de Ultramar*. Su folleto de 1862, *Madrid*, con 200 páginas en cuatro menor, es una acerba filípica contra Concha que le desposesionó de un empleo de Hacienda, más que sobre los peligros de Cuba. En 1852, en su revista proponía un virreinato para Cuba. La obra mejor de Rodríguez Ferrer es sin duda *Naturaleza y civilización de la grandiosa Isa de Cuba e estudios variados y científicos al alcance de todos* y otros históricos, estadísticos y políticos. Madrid, 1878" (p. 550). [Nota del editor] La versión de Fernández de Cuevas omite el siguiente párrafo: "Enriqueta Faber era el nombre de la desgraciada protagonista de esta historia; la de su vida tumultuosa y llena de accidentes no es muy larga y vamos a contarla siguiendo lo que ella misma dice en su confesión".

[69] [Nota de José Joaquín Hernández] (2) Según consta de un pasaporte que se le expidió en 27 de marzo de 1820 para trasladarse de La Habana a Baracoa, en su filiación la siguiente: estatura, cuatro pies once pulgadas; color blanco, nariz roma, cejas castañas, pelo del mismo color, boca ancha y picada de viruelas. Muchas de las personas que la conocieron en Cuba mientras pasaba por hombre aseguran que era fea de rostro, de mal gesto y obscena en la conversación, pero de entendimiento despejado y diestra en la cirugía. –B.O. [Nota del editor] En la versión de Hernández, el apellido de la madre de Faber se escribe "Caven" en lugar de Cavent (p. 360).

puede decirse pues ella en su confesión nada refiere de esa época; tan sólo se colige que debió quedar huérfana muy pronto pues empieza narrando su historia y aparece bajo el dominio de su tío Enrique, barón de Avivar, que servía a la Francia con el empleo de Coronel de Regimiento núm. 21. Enriqueta dice que: "no siendo su genio propio para las costumbres de las mujeres procuró su tío casarla con el fin de atraerla al verdadero porte de una mujer". He aquí el motivo de nuestras lamentaciones; he aquí el abandono fatal, causa de las desgracias que tuvo luego que llorar. Nacida con el temperamento e imaginación ardientes; llena su mente de ideas que en aquellos tiempos de guerra y heroísmo hacían olvidar la sangre derramada y los llantos de las viudas y huérfanos, por entonar cánticos y alabanzas a los vencedores que rodeaban al Capitán del siglo, y viéndose aislada en el mundo, la desgraciada Enriqueta hubo de seguir ciegamente su fatalismo en las inclinaciones que su organismo le señalaba, no tenía quien supiera vencerlas o modificarlas. Consintió al fin en casarse "por dar gusto a su tío" y lo hizo con Mr. Juan Bautista Renaud oficial del mismo Regimiento de éste. Con permiso de ambos fue con ellos a la guerra de Alemania, y en una batalla "vio morir" a su marido, quedando viuda a los diez y ocho años y sin hijos, pues el único que tuvo murió a los ocho días de nacido. Una mujer de sus ideas y en su posición, había forzosamente de creerse más libre e independiente que nunca: ella misma dice que: "no considerando deber quedar bajo el poder de su tío se fue a París". Pero una vez en la gran ciudad, una mujer varonil no se entregó como podría temerse a la prostitución; su corazón no estaba pervertido, sus ideas no eran bajas: "se vistió de hombre y se puso a estudiar cirugía". Ahora bien, la elección que hizo de carrera para conseguir la libertad, el desprecio que manifestó el vil comercio a que se ven reducidas tantas infelices tratando de ocultar bajo nuestros vestidos la debilidad de su sexo y de no encargar su subsistencia a los trabajos mujeriles a los que siempre había tenido aversión, ¿no evidencian la grandeza de su alma? Y se nos tachará si insistimos en lamentar el abandono de la educación de la mujer.

Nuestra desdichada protagonista con los vestidos de hombre y bajo el nombre de Enrique Faber, siguió y se recibió de Cirujano "con el intento de socorrer a los necesitados". Estas palabra dichas por la rea en su confesión, corroboran nuestro juicio sobre la grandeza de su alma.

Como otros muchos de su profesión fue enviada al ejército, donde asistió a aquella desastrosa campaña. Fue allí reconocida por su tío quien la colocó en su mismo regimiento. Luchando con los azares de la guerra, asistiendo a los heridos y a veces curando los más asquerosos males, pasó a España acompañándole. Nuevos accidentes y más fuertes contratiempos le esperaban allí; a poco murió su pariente y ella cayó prisionera en Miranda "de donde no salió hasta que hecha la paz se dio libertad a los prisioneros". Entonces volvió a París y solicitó pasar a la Guadalupe, y concedido que le fue el permiso, vino a esa Antilla francesa con sus correspondientes despachos. La fortuna no se le presentó allí muy propicia, así que determinó venir a esta Isla "sin mudar de traje, así porque estaba acostumbrada y bien hallada en la libertad que le proporcionaba el vestido de hombre, como porque con éste podía ejercer su profesión y adquirir fortuna; sin idea de hacer mal a nadie y más bien con la de socorrer con su oficio a los necesitados como lo había hecho siempre".

No sabemos de cierto en qué año vino a esa Isla ni en qué punto fijó su residencia al principio; pero hemos oído decir que desembarcó en nuestro puerto y ejerció aquí algún tiempo su profesión, y luego pasó con igual objeto a Baracoa.

Hasta aquí no presenta esta historia acción alguna que calificarse pueda de torcida o criminal. Una mujer varonil y atrevida, disfrazada con nuestros vestidos, ejerciendo una profesión peculiar nuestra y corriendo los azares de la guerra en medio de una vida llena de accidentes y contratiempos funestos, nada presta a obrar contra el individuo, aunque no sea natural ni bien mirado en la sociedad semejante modo de portarse. –Pero la fatalidad llegó luego y con su mano descarnada desvió a Enriqueta del camino que seguía bien, aunque intranquila por el fingimiento a que se veía forzada. Con el objeto tal vez de alejar más y más las sospechas, concibió la idea criminal y desgraciada de *casarse*[70]. Era protestante y en Baracoa se convirtió al catolicismo, recibiendo allí el bautismo de manos del Sr. cura rector de aquella iglesia parroquial D. Felipe Sanamé, antes de su matrimonio, cuyo acto se celebró el día once de agosto del año de 1819; llamábase la consorte Juana de León.

(Continuará.)

---

[70] [Nota del editor] El énfasis está en el original.

Causa célebre. Segunda parte

Causa criminal contra Enriqueta Faves o Faver por suponerse varón y en traje de tal haber engañado a Doña Juana de León con quien contrajo legítimas nupcias &c. &c[71].

Escribano actuario, D. Antonio Aguirre.
Iniciada en la ciudad de Santiago de Cuba, el día 1° de enero de 1823.
Cuba, Sr. D. Eduardo María Ferrer.
Abogado Asesor, Sr. Ldo. D. Hilario Cisneros.
Juez, el Alcalde 1.° Constitucional y 2.° Sustituto de la ciudad de Santiago de Cuba.

(Continuará.)

Después de esta sacrílega burla hecha al Santo Sacramento más respetado por el hombre, al Sacramento considerado como base de la felicidad y quietud de toda sociedad civilizada, pasó a La Habana en donde el tribunal del Protomedicato la nombró su fiscal en la ciudad de Baracoa[72]. Y aquí empezó a sufrir contratiempos, pues de resultas de este nombramiento se presentó un comprofesor suyo pidiendo se anulase por "ser funciones tan incompetentes con el mencionado individuo, decía que el menos sensato de esta población halla chocante el ver reunidos en un catecúmeno vecino de ayer mañana, las prerrogativas de

---

[71] [Nota del editor] En el texto de Fernández de Cuevas, el título de esta sección "Causa célebre" venía en plural. La primera entrega, no obstante, venía en singular. Para mayor consistencia, hemos optado por el singular.

[72] [Nota de Fernández de Cuevas] (1) De sus declaraciones no aparece el verdadero fin que se propuso al contraer este matrimonio, pues lo que contestó a las preguntas que se le hicieron sobre el particular carece de toda verosimilitud, sin embargo, hay motivos para creer que al realizarlo llevó la idea no sólo de desvanecer cualesquiera sospechas que corriesen en el público acerca de su sexo, sino también el de obtener carta de domicilio como la obtuvo y poder ejercer libremente la cirugía donde mejor la conviniere. La carta de domicilio la obtuvo efectivamente del capitán general D. Juan Manuel Cajigal en 22 de marzo de 1820, y presentándose luego a examen en el Tribunal del Protomedicato, se le despachó título de cirujano romancista en 21 de abril del mismo año por los doctores D. Nicolás del Valle y D. Lorenzo Hernández, quienes quedaron tan satisfechos de la suficiencia del nuevo profesor, que acto continuo lo propusieron al Capitán General para fiscal de la facultad en Baracoa, de modo que en 25 del siguiente mayo ya se la había despachado título en forma. B.O.

un ciudadano español". Acúsale también de que el Sr. Párroco le había extraído y quemado "varias efigies obscenas y libros heréticos que conservaba contra nuestra católica religión" y por último decía que se había "hecho bautizar para obtener las gracias de una cariblanca con quien casó, que estimó más lo bello que su religión". Tuvo por resultado esta *denuncia* como la llama en su informe a la Excma. Diputación Provincial, su individuo el Sr. D. Juan Francisco de Salazar, que no se admitiese a Faber a ejercer las funciones de fiscal de medicina, por ser extranjero y porque "cuando el Tribunal del Protomedicato residente en La Habana propuso para semejante ministerio al citado Faber, no tuvo presente que sin ser ciudadano español no podía ejercer judicatura alguna, formar sumarios, examinar testigos, etc. como se le faculta en el expresado nombramiento del Excelentísimo Sr. Capitán General".

El matrimonio fue en 1819, sin embargo, hasta 1822, el 24 de julio, no otorgó poder la engañada León[73] al Ldo. D. José Ángel Garrido, padrino que había sido del supuesto Enrique, para pedir "nulidad del matrimonio que contrajo con D. Enrique Faber a consecuencia de las justas causas y fundamentos que para ello le asistían," conforme a las causas que luego se verán. El primer escrito no se presentó hasta el 1º de enero de 1823. (Quisiéramos copiarlo íntegro para que se vieran todas las causas que expone la demandante)[74]. Citaremos de paso los principales motivos en que funda su petición la burlada esposa[75]. Dice que se decidió a casarse "atendidas las circunstancias de orfandad y desamparo en que se

---

[73] [Nota del editor] En la versión de Hernández reza: "El matrimonio fue en 1819 sin embargo hasta 1822, en 24 de julio, no otorgó la engañada León poder para pedir 'nulidad del matrimonio que contrajo con D. Enrique Faber a consecuencia de las justas causas y fundamentos que para ello le asistían', conforme a las causas que luego se verán" (p. 364).

[74] [Nota del editor] Aquí la versión de Hernández es distinta. Además de no incluir los paréntesis, se lee lo siguiente: "Quisiéramos copiarlo íntegro para que se vieran todas las causas que expone la demandante, pero resistimos a ese deseo porque hay en él ciertas circunstancias con cuya lectura creeríamos herir las susceptibilidad de nuestras lectoras; sin embargo citaremos de paso los principales motivos en que funda su petición la burlada esposa" (pp. 364-365). Resulta que Fernández de Cuevas excluyó esta línea precisamente porque su texto incluiría los segmentos que tanto ofenderían a las lectoras de Hernández.

[75] [Nota de Fernández de Cuevas] (1) Lo copiamos al final entre los demás documentos justificativos que a última hora nos hemos podido proporcionar. –LL. RR.

veía" sin que le fuere "posible sospechar que los designios de ese monstruo fuesen dirigidos a profanar los sacramentos" y a burlarse de su persona del "modo más cruel y detestable" abusando de su buena fe, candor e inexperiencia". –La Faber es acusada de haber fingido consumar el matrimonio "de un modo artificial que entonces no pudo comprender" la León: sin embargo las reservas y los fingimientos con que se portaba en los primeros días la hicieron sospechar "por más que se esforzaba en desvanecer sus inquietudes". Ciertas incomodidades y circunstancias que "la decencia no permite referir" la obligaron a espiarla continuamente; hasta que un día creyéndola dormida se descuidó y le vio "los pechos de una mujer, no como quiera abultados sino que por su configuración daban a conocer que habían alimentado algunos hijos, y los llevaba ocultos bajo un ceñidor o faja". –Este descubrimiento la obligó a confesar "su incapacidad para el estado conyugal" y el modo "de que se había valido para consumar su perversa maquinación".

Acusa Juana de León a la Faber de haberle hecho entonces proposiciones indignas de toda persona que conserva algún resto de moralidad, creyéndola capaz de aceptar proposiciones tan torpes como escandalosas; pero vista su repulsa y la indignación consiguiente a tan desvergonzada burla, le ofreció desaparecer a fin de que nadie supiese de su paradero, ni al público llegase a trascender nada. –Se marchó en efecto de Baracoa y fue a establecerse al pueblo de los Tiguabos donde muy pronto se corrió la voz de que el médico Faber era una mujer, pues hubo quien la vio y examinó. Dice la León en su escrito: "este desengaño me pone ya en la necesidad de solicitar la declaración de nulidad de mi matrimonio y el castigo que merecen sus excesos para que sirva de escarmiento y en lo sucesivo no sacrifique a otra infeliz como a mí, haciendo escarnio de las más sagradas instituciones de nuestra augusta religión y del orden social: pues aunque por pudor me había propuesto guardar en silencio mis desgracias, la Divina Providencia ha querido que el público tome conocimiento de sus crímenes para que no queden impunes y encuentre nuevas víctimas". La demandante expone también como razón de no haber presentado antes, el haberla amenazado con su venganza la Faber si la descubría[76].

---

[76] [Nota de Fernández de Cuevas] (1) Y quién sabe los ardides y artificios de que se valdría para mantener en el error a la malaventurada León, y para amedrentarla y

Enriqueta Faber, después de la grave falta que cometió, se retiró a los Tiguabos y allí vivía en medio de los hombres más soeces con quienes tenía que sostener siempre disputas, llegando hasta el extremo de oír la apuesta que le hizo un tal José Ramos quien "apostaba una onza de oro a que Faber era mujer". Muchos son los testigos que declaran en el proceso y todos convienen, unos por "haberlo visto," y otros de oídas, que el médico "D. Enrique es mujer". Varios amigos que sospechaban de su sexo, a pesar de su carácter, la llevaron al pueblo de Caney y allí la embriagaron y examinaron, motivo por el cual amenazó luego de muerte a uno de los que estaban, y ofreció luego un negro "que valía quinientos pesos" a José Ramos "para que le quitase la vida a aquel individuo"[77].

Constituida en prisión en 6 de febrero del mismo año de 23, contestó el interrogatorio negando abiertamente que pertenecía al sexo femenino, y lo que habían declarado los testigos, y llegó su audacia hasta pedir ella misma que "dos o tres médicos la reconociesen en la forma ordinaria".

Presentáronse en efecto en la cárcel los doctores D. José Fernández Cruzado, D. Bartolomé Segura y el Ldo. D. José Caridad Ibarra, acompañados del Juez de letras y del escribano, y entonces fue cuando Enriqueta dijo que el reconocimiento era excusado pues ella confesaba que era mujer; pero a pesar de esta confesión dispuso el juez que se llevase a efecto, pues podría ella allanarse a confesar con algún fin torcido "y que siempre es de necesidad la prueba dispuesta de dicho reconocimiento para que queden con su práctica afianzadas cualesquiera futuras determinaciones" que hubiesen de pronunciar en la causa. Verificóse el

---

obligarla al silencio después de desengañada. Lo cierto es que hicieron vida conyugal por espacio de dos años y que al cabo de este tiempo convinieron *amigablemente* en separarse, ofreciendo Enriqueta desaparecerse; aunque lejos de cumplir su promesa se avecindó en San Anselmo de los Tiguabos, pueblo de la jurisdicción de Cuba. –B. O.

[77] [Nota de Fernández de Cuevas] (2) Parecía que según se aproximaba el día del descubrimiento subía de punto la imprudencia de Enriqueta, porque precisamente poco antes del desenlace de este drama singular se atrevió a presentarse una noche al alcalde del citado pueblo de Tiguabos y a otras varias personas que le acompañaban para hacerles ver que verdaderamente era varón, como lo consiguió a favor de una superchería. –B. O.

acto y resultó que Enriqueta Faber "se hallaba dotada de todas las partes pudendas propias del sexo femenino"[78].

Hízosele cargo luego de este arrojo y ella contestó que creía que los médicos "en la consideración del escándalo que causaría el descubrimiento de su verdadero sexo, y la que se concilia el Protomedicato de La Habana que la recibió de cirujano, se decidirían a encubrir su falta, bajo la oferta que les hubiera hecho de ausentarse inmediatamente que hubiese sido puesta en libertad". –En su confesión relató su vida según la hemos referido, y quiso suponer que Juana de León sabía al casarse su verdadero sexo y que en la unión no llevaba ella otra intención sino tener quien la cuidase y guardase lo que ganaba y la León el tener quien la acompañase, pues era huérfana y pobre, y se hallaba desamparada.

Estando presa y antes de su confesión llamó un día al carcelero y le dio unos polvos diciendo que había tomado aquello para quitarse la vida; reconocidos estos polvos resultaron ser tártaro emético, y ella dijo que aquella determinación había sido causada por haber creído que "iban a pasearla por las calles" –Prefería la muerte a la vergüenza y entraba en su alma el arrepentimiento: así pues, creemos que no estaba pervertida. En su defensa es cierto que acusaba a la infeliz de quien abusó, de complicidad en el secreto, pero veamos lo que dice en una carta que dirigió a su padrino el Sr. Magistrado D. José Ángel Garrido: "fue una suposición que mi abogado quiso sostener; al contrario, Juana de León no sabía que yo fuese de su sexo, pero ocho días después que ella lo vio quise dejarla y marcharme y como le he dicho a V. yo le hubiera enviado una fe de mi muerte, pero no quiso y nos mantuvimos juntos". Sigue afirmando en la carta los miramientos que tuvo con la León y el buen comportamiento de ésta y concluye pidiendo que se le dejase "ir a ocultar su vergüenza a dos mil leguas de aquí".

Esta mujer ofendida en lo más sagrado para ella, se vio infamemente insultada por los que la embriagaron para abusar de su estado y descubrir su secreto, y en su carácter y posición no dudamos que hubiese cumplido la amenaza que hizo a uno de ellos, y de que hemos hecho mención, si ese individuo hubiese caído bajo sus manos en los

---

[78] [Nota del editor] Es importante señalar que en los expedientes del juicio esta frase reza "el expresado Enrique se hallaba dotado de todas las partes pudendas propias del sexo femenino".

primeros momentos; pero al fin era mujer y ausente ya la cólera había de consultar sus fuerzas físicas, y he aquí por qué tuvo la debilidad y criminal idea de proponer un asesinato en venganza de una ofensa que no podía olvidar. No la disculpamos; sólo pintamos la situación en que se hallaba y visto cuál era su carácter, la compadecemos.

Por último después de haber corrido el proceso todos los trámites judiciales, fue vista la causa y "atendió el ludibrio y negro ultraje, dice que la sentencia, que se ha atrevido inferir a la divinidad contrayendo matrimonio con persona de su mismo sexo, en cuya horrorosa e impía conducta pecó contra nuestra augusta religión y la reverencia a tan santo sacramento, después de haber hecho el horrible engaño de que se le bautizase en calidad de hombre, reagravando más y más el crimen que envuelven estas acciones con la inmoralidad y depravación inaudita con que usó de la persona de León," y después de hacer mérito de otras muchas circunstancias fue condenada por el tribunal inferior, a "sufrir reclusión en la casa de recogidas establecida en la ciudad de La Habana por diez años, bajo especial vigilancia de las autoridades competentes, con calidad de cumplidos, permanecerá recluida hasta que haya ocasión de ser remitida a cualquier puerto extranjero, el más lejano posible de esta Isla; con absoluta prohibición de volver a entrar con pretexto alguno en los dominios españoles, apercibida de que encontrándosele en cualquiera de ellos se le impondrá doble reclusión con las demás penas que haya lugar".

Enriqueta apeló esta sentencia en la Audiencia Territorial en cuyo tribunal superior le recayó el siguiente decreto: Pto. Príncipe 4 de octubre de 1823 "Vistos: con lo representado por el Sr. Fiscal, se condena a Enriqueta Faber al servicio del Hospital de Paula de la ciudad de La Habana por cuatro años, a donde será conducida en traje propio de su sexo, los cuales cumplidos, saldrá de la Isla con extrañamiento perpetuo del Territorio español: recójasele el título de cirujano y carta de domicilio que obtuvo con el nombre de Enrique Faber, simulando su propio sexo, y se le condena en las costas procesales de una y otra instancia. Partícipese al Excelentísimo Sr. Jefe Superior Político, al Protomedicato para los efectos convenientes y al agente fiscal más antiguo"[79].

(Continuará)

---

[79] [Nota del editor] La versión de José Joaquín Hernández concluye de la siguiente manera: "Siguen las firmas. Concluida nuestra tarea, no formamos juicio alguno

Causa célebre. Tercera parte

Causa criminal contra Enriqueta Faves o Faver por suponerse varón y en traje de tal haber engañado a Doña Juana de León con quien contrajo legítimas nupcias &c. &c.

Escribano actuario, D. Antonio Aguirre.
Iniciada en la ciudad de Santiago de Cuba, el día 1° de enero de 1823.
Cuba, Sr. D. Eduardo María Ferrer.
Abogado Asesor, Sr. Ldo. D. Hilario Cisneros.
Juez, el Alcalde 1.° Constitucional y 2.° Sustituto de la ciudad de Santiago de Cuba.

Consecuente con esta resolución se le remitió a esta ciudad de La Habana y fue encerrada en el Hospital de Caridad de Mujeres de S. Francisco de Paula a que venía destinada. No pasaron muchos días cuando el administrador capellán del establecimiento dio parte a S. E. de una tentativa que había hecho para fugarse y de la poca seguridad que ofrecía aquel lugar. Con motivo de esto la autoridad superior de la Isla se vio en la necesidad de trasladarla a la casa de San Juan Nepomuceno de las Recogidas, pero fueron tantas las continuas reyertas que suscitó en esta reclusión y tantas las quejas y partes que recibió que no pudo menos S. E. que lanzarla fuera del país. Cuéntase que al celebrar el día de su santo se embriagó tanto que estuvo a punto de suicidarse picándose las venas del brazo derecho con un clavo. A los pocos días de este acontecimiento fue enviada a los Estados Unidos de América en un buque que salía para aquel puerto.

Desde esa fecha hasta el año de mil ochocientos cuarenta y ocho ignoramos los demás acontecimientos que forman parte de la vida de esta mujer. Pero en aquel año la volvemos a encontrar en Veracruz transformada ya en partera y con el hábito de las Hermanas de la Caridad. Esto lo comprueba el contenido de una carta fechada en Veracruz el veinticinco de diciembre de 1848 suscrita por el doctor D. Juan de Men-

---

sobre una causa en que la mano de la justicia ha dado su fallo. Nuestro objeto sólo ha sido lo repetimos, dar a conocer la verdad de los hechos, pues creemos digna de ser leída la historia de la valerosa Enriqueta a quien consideramos más desgraciada que delincuente" (p. 370).

dizábal, facultativo residente en aquella ciudad, que dice así: "Hace cuatro días se me presentó en casa una mujer como de sesenta años suplicándome la protegiese como partera. Me enseñó sus papeles en los cuales está el nombre verdadero de doña Enriqueta Faber y el de Sor Magdalena que le ha sido dado como Hermana de la Caridad". He aquí comprobado cuanto hemos dicho respecto al carácter de esta mujer, sancionado ahora con su regeneración, digámoslo así, dando a conocer públicamente que su arrepentimiento era igual al de la Magdalena cuyo nombre tomó al recibir el hábito de las Hijas de San Vicente de Paúl[80].

De Veracruz partió poco después para New Orleáns con la idea de entrar en un Hospital de Caridad y ejercer allí como Hermana su piadoso y humanitario ministerio y acabar santamente sus días.

Tal es la historia de esa mujer extraordinaria a quien una educación pervertida, más bien que su índole llevó a la carrera del crimen, su arrepentimiento es bastante para conocer que su corazón era bueno como era grande su inteligencia.

Los documentos justificativos que insertamos a continuación comprobarán la certeza de nuestra relación y servirán a la vez para estudiar las modificaciones que ha ido sufriendo nuestra práctica forense, siendo como son monumentos de alguna utilidad para la historia.

LL.RR.

---

[80] [Nota del editor] Es evidente que Clemente Vázquez ha utilizado esta carta para elaborar una larga narrativa de arrepentimiento en su novela. De acuerdo a la ficción de Clemente Vázquez, Faber, una vez instalada en México, se reúne con su antigua consorte, Juana de León, quien también ha tomado el hábito de las Hermanas de Caridad. Toda esta parte de la novela en la que Faber de nuevo vuelve a desempeñar el papel de soldado, carece de base histórica.

I.
FE DE MATRIMONIO

D. Felipe Sanamé, cura rector por S. M. de la Iglesia parroquial de esta ciudad de la Asunción de Nuestra Sra. de Baracoa &c. Certifico que en el libro corriente de matrimonios de blancos a fojas 126 se advierte la partida siguiente: –Año del Señor de mil ochocientos diez y nueve (en once de agosto), habiéndose corrido las tres proclamas según lo dispuesto por el Santo Concilio de Trento, previa la licencia del Gobierno, del vice-parente y del mayor de la pretendida, la información necesaria, la confesión y comunión casó y veló por comisión, el Pbro. D. Tomás Vicente Sores[81] a D. Enrique Faber natural de Suiza, hijo legítimo de Juan y de Isabel Caven, con Juana de León natural de esta ciudad, hija legítima de Buenaventura y de María Manuela Hernández; fueron testigos D. Antonio Juno y D. Manuel Navarro. Y para que conste lo firmamos. – Felipe Sanamé, –Tomás Vicente Domínguez Sores. –Es conforme al original a que me refiero. Baracoa y febrero diez y siete de mil ochocientos veinte. –Felipe Sanamé.

II.
CARTA DE DOMICILIO

Don Juan Manuel Cajigal, caballero gran cruz de las Reales órdenes de Isabel la Católica y de San Hermenegildo, Teniente General de los Reales Ejércitos, Gobernador de la plaza de La Habana, Capitán General de la Isla de Cuba y de las dos Floridas, Presidente de la Real Audiencia que reside en la propia Isla, Juez de alzadas del Tribunal del real Consulado de ella, y Presidente de la Junta económica y del Gobierno del mismo; Subdelegado de la Superintendencia general de Correos, Postas y estafetas, y Juez protector de la Real Compañía de La Habana y de la renta de Tabacos &c. &c. Por cuanto Don Enrique Faber, ha hecho constar por los medios correspondientes que profesa la religión Católica Romana y circunstancias prevenidas por la Real Cédula de veinte y uno de octubre mil ochocientos diez y siete. Por tanto, al expresado D. Enrique Faber, que es de nación suizo, de estado casado, de edad de

---

[81] [Nota del editor] El texto de Ernesto de las Cuevas emplea el apellido Lores en lugar de Sores. Es probable que la referencia De las Cuevas sea la correcta.

veinticinco años, de profesión médico-cirujano, le concedo esta carta de domicilio con la cual podrá establecerse en el lugar de esta Isla que le convenga ejercer su oficio o profesión y de gozar todas las gracias y franquicias concedidas por S. M. en la expresada Real Cédula debiendo presentarse con esta carta a la comisión del Gobierno encargada del asunto para lo que corresponda y valer por el tiempo de cinco años, pasados los cuales ha de solicitarse la de naturalización o usar este colono su libertad de salir de la Isla según le conviniere. Dada en La Habana, firmada, sellada y refrendada por el infrascrito secretario, y anotada en su libro correspondiente a veinte y dos de marzo de mil ochocientos veinte. –Cajigal. –Juan Antonio López. –Anotada a fojas cuarenta y siete, vuelta. –Queda anotada a fojas treinta y uno, vuelta del libro que al efecto se lleva en la secretaría de mi cargo. Habana veinte y siete de marzo del mil ochocientos veinte –Jáuregui. Queda anotada. –*Romay*.

III.
TÍTULO DE CIRUJANO
ROMANCISTA

Nos los Doctores D. Nicolás del Valle, médico honorario de Cámara y protomedicato regente del Tribunal del protomedicato de esta siempre fidelísima ciudad de La Habana e Isla de Cuba, y D. Lorenzo Hernández, médico consultor honorario y segundo proto-médico; socios de la Sociedad Patriótica de esta dicha ciudad, jueces, examinadores, visitadores y alcaldes mayores de todos los médicos, cirujanos, boticarios, flebotomianos, hernistas, algebristas, oculistas, destiladores, parteras, leprosos, y de todo cuanto comprende la facultad médica, y de sus ejércitos y armadas nacionales, &c. –Por cuanto en nuestra audiencia y juzgado pareció presente D. Enrique Faber, natural de Suiza, de estatura cuatro pies y diez pulgadas, color blanco, ojos azules, frente chica, cabellos y cejas rubio, nariz abultada, boca chica, barbilampiño, con muchas señales de viruelas, de edad de veinticinco años, y de religión Católica Apostólica Romana, nos hizo relación haber practicado la facultad de cirugía con maestro examinado el tiempo prevenido por ley, de que dio información bastante, con documentos auténticos despachados por nuestra autoridad, y concluyendo en que le recibiéramos a examen; y por nos visto, le admitimos a él, y le examinamos en teórica y práctica en dos tardes sucesivas haciéndole varias y diferentes preguntas sobre el asunto y demás que se tuvo por conveniente, en que se gastó más tiempo de dos horas que respondió bien y cumplidamente, y habiendo prestado el juramento acostumbrado de defender en cuanto le sea posible la Purísima Concepción de Nuestra Sra. la Virgen María, usar bien y fielmente su facultad, hacer limosna a los pobres en el llevar de su trabajo guardando así las leyes y pragmáticas como los preceptos lícitos y honestos de este tribunal, abjurando todo regicidio y tiranicidio, le aprobamos y mandamos despachar este título y licencia para que en todas las ciudades, villas y lugares pueda ejercer y ejerza en todo género de enfermedades correspondientes a ella; visitando enfermos, enseñando discípulos y practicando cuanto los cirujanos aprobados y revalidados pueden y deben ejecutar, guardándose todas las gracias, mercedes, privilegios, exenciones, inmunidades y prerrogativas que le son debidas como a tal cirujano romancista, sin que le falte a cosa alguna. En cuya virtud mandamos librar el presente firmado de nuestra mano, y refrendado de nuestro infrascrito Escribano, con prevención que ha de satisfacer el derecho de media annata, sin cuyo requisito quedará sin efecto este título. Dado en la siempre fidelísima ciudad de La Habana a veinte y uno de abril de mil ochocientos veinte años. –Dr. Nicolás del Valle. –D. Lorenzo Hernández. –D. Cayetano Pontón, escribano público de número y del tribunal del Protomedicato, de esta siempre fiel ciudad de La Habana, hice escribir este título y licencia del mandato de los Sres. Protomédicos, y en fe de ella lo signo y firmo en el día de su fecha. Signado. –Cayetano Pontón. –Habana veinte y cinco de abril de mil ochocientos veinte. –A los Sres. Ministros generales de Hacienda pública para que deduzcan el derecho de media annata, y enterado el importe en las cajas de su cargo, tomen razón de este título, y lo devuelvan al interesado para su uso. –Ramírez. –Tomóse razón en las cajas matrices de nuestro cargo, donde quedan enterados los cinco pesos cuatro reales del derecho de media annata. –Habana veintisiete de abril de mil ochocientos veinte. –Sólo por indisposición del Sr. Contador. –Pinillos.

IV.
TÍTULO DE FISCAL
DE LA FACULTAD DE CIRUGÍA EN BARACOA

D. Juan Manuel Cajigal &c. &c. –Por cuanto en virtud de las leyes de estos reinos, es facultativo al Tribunal del Protomedicato de esta Isla proponer fiscales que velen, celen, embaracen, y de ningún modo permitan que en las ciudades, villas y lugares de toda la jurisdicción se introduzcan sujetos que sin legítimo título y examen practiquen las facultades de medicina, cirugía o farmacia, asunto tan grave, no sólo prevenido por las leyes, sino que fue la causa para que S. M. erigiese dicho tribunal, careciéndose de aquel ministerio en la ciudad de Baracoa, para los fines expuestos, el mismo Tribunal con instrucción y conocimiento de la notoria buena conducta de D. Enrique Faber, cirujano examinado y aprobado que se halla en ella, y es capaz para el desempeño de cuanto ocurra y tenga relación con dicho ministerio, me lo ha propuesto para fiscal de la expresada ciudad de Baracoa; en esta virtud le nombro por tal, para que arreglado a las instrucciones que se le comuniquen por el expresado Tribunal del Protomedicato, obre y ejecute con todo esmero y vigilancia cuanto sea necesario para extirpar sujetos tan perjudiciales a la salud pública, formándole los sumarios con testigos de toda idoneidad que puedan ser habidos, para de ellos dar puntual cuenta; a cuyo fin se presentará al expresado Tribunal con este título para la toma de razón y demás efectos que corresponda, sin cuyo requisito no lo tendrá este nombramiento. Dado en la siempre fiel ciudad de La Habana en veinte y cinco de mayo de mil ochocientos veinte años. –Juan Manuel de Cajigal. –Por mandado de S.E. –Cayetano Pontón, Habana y mayo veintisiete de mil ochocientos veinte. –Tómese razón del antecedente título por el Escribano de este Tribunal del Protomedicato; advirtiéndose al interesado que los sumarios que forme acerca de delitos facultativos, los pase al Sr. Juez de letras, y las dudas que se le ofrezcan sobre la facultad, las consulte con este dicho tribunal. –Valle. –Dr. Hernández. –Cayetano Pontón. –Queda tomada razón de este título a fojas sesenta y tres del libro de mi cargo destinado a este fin. –Habana y mayo veinticinco de mil ochocientos veinte. –Pontón.

V.
ESCRITO DE QUERELLA DE JUANA DE LEÓN PRESENTADO EN 1° DE ENERO DE 1823[82]

Juana de León, vecina de la ciudad de Baracoa, por mi poder, cuyo testimonio en debida forma presento calificado de bastante como mejor proceda de derecho, y a reserva de usar de cuantos me favorezcan, comparezco ante V. y digo: que el año pasado[83] de mil ochocientos diecinueve, me solicitó con promesa de matrimonio una criatura vestida de hombre que se nomina Enrique Faber, se titula profesor de cirugía, y dice ser natural de los cantones de Suiza. Para lograr sus ideas, no teniendo documento o no queriendo presentarlos a fin de no descubrirse, manifestó no estar bautizado y recibió este sacramento poco antes de celebrarse el matrimonio, a que me reduje atendidas las circunstancias de orfandad[84] y desamparo en que me veía, sin que me fuese posible sospechar que los designios de ese monstruo fuese dirigidos a profanar los sacramentos, y a burlarse de mi persona, del modo más cruel y detestable, abusando de mi buena fe, de mi candor y de la inexperiencia a que me hallaba constituida por razón de mi estado de honestidad. Así pues, que verificado nuestro enlace, usó de mi persona de un modo artificial que entonces no pude comprender; pero con todo, las reservas y ocultaciones con que se manejaba en los primeros días que estuvo a mi lado, me hicieron sospechar, por más que se esforzaba en desvanecer mis inquietudes, cierta incomodidad que sólo es natural a las mujeres, me persuadió le provenía de las almorranas; y otras[85]

---

[82] [Nota del editor] Hay una errata en el texto de *La Administración*. La fecha en la recopilación reza 10 de enero, pero debe ser el primero de enero.

[83] [Nota del editor] Clemente Vázquez, en su recopilación de este texto, omite la frase "en el año pasado", la cual sugiere que Juana de León había preparado el pleito con una anticipación de casi dos años.

[84] [Nota del editor] Es importante señalar que en la versión de Ernesto de las Cuevas [Morillo], que pretende desmentir la de Clemente Vázquez, Juana de León no es huérfana sino que sus padres están vivos cuando ella se vuelve a casar. Ver *Narraciones históricas de Baracoa*, Baracoa, *La Crónica*, 1919, pp. 71-88.

[85] [Nota del editor] Clemente Vázquez, en su recopilación de la querella de Juana de León, omite las siguientes frases: "Así pues, que verificado nuestro enlace, usó de mi

particularidades que la decencia no me permiten referir, me obligaron a espiar sus movimientos, hasta que una vez en que creyéndome dormida se descuidó, pude descubrirle los pechos de una mujer, no como quiera abultados, sino que por su configuración dan a conocer que han alimentado algunos hijos, los cuales conserva ocultos bajo un ceñidor o faja[86]. Este descubrimiento que no esperaba, la obligó a hacerme una confesión de su incapacidad para el estado conyugal, un instrumento que se había valido para consumar su perversa maquinación: y aunque disfrazando siempre la verdadera causa de su impotencia, se humilló hasta el extremo de proponerme las ideas más indignas de toda persona que conoce algún tanto de moralidad, creído tal vez de que yo sería capaz de prestarme a sus proyectos tan torpes como escandalosos; pero instruido de mi repulsa y de la indignación consiguiente a la burla que me había inferido, me ofreció desaparecer a fin de que nadie supiese de su paradero ni el público llegara a trascenderla. En efecto se ausentó de Baracoa sin que pudiese yo cerciorarme de su efectiva situación; pero lejos de marcharse donde pudiera sepultar sus defectos, ha venido a establecerse en el pueblo de los Tiguabos, donde se ha diafanizado no tan sólo su impotencia, sino que es mujer lo mismo que yo, y aun existen personas que la han examinado, y están prontas a declararlo. Este desengaño me pone ya en la necesidad de solicitar la declaratoria de nulidad de mi matrimonio, y el castigo que merecen sus excesos, para que sirva de escarmiento y en los sucesivo no sacrifique a otra infeliz como a mí, haciendo escarnio de las más sagradas instituciones de nuestra augusto religión y del orden social; pues aunque por pudor me había propuesto guardar en el silencio mis desgracias, la Divina Providencia ha querido que el público tome conocimiento de sus crímenes para que no

---

persona de un modo artificial que entonces no pude comprender; pero con todo, las reservas y ocultaciones con que se manejaba en los primeros días que estuvo a mi lado, me hicieron sospechar, por más que se esforzaba en desvanecer mis inquietudes, cierta incomodidad que solo es natural a las mujeres, me persuadió proveníale de las almorranas". En lugar de dicho texto, Clemente inserta unos puntos suspensivos (p. 198).

[86] [Nota del editor] Clemente Vázquez también omite las siguientes frases de su recopilación: "descubrirle los pechos de una mujer, no como quiera abultados, sino que por su configuración dan a conocer que han alimentado, algunos hijos, los cuales conserva ocultos bajo un ceñidor o faja". En su lugar, de nuevo, Clemente utiliza los puntos suspensivos (p. 198).

queden impunes y encuentre nuevas víctimas de que mofarse. Mediante lo cual a V. suplica se sirva admitir la sumaria información de testigos y que los que presentase juramentados en forma declaren cuanto les conteste sobre el sexo e impotencia física del que se nombra Enrique Faber disponiendo con su mérito que se conduzca esa criatura a esa ciudad y a presencia del Tribunal sea reconocida por dos facultativos que al efecto la hayan despojado de los vestidos: y que evacuado se me dé vista para deducir lo demás que me convenga, previa la seguridad con que deba mantenerse en la cárcel pública, hasta que otra cosa se determine, conforme a justicia que pido que costas jurando no proceder de malicia y en lo necesario &c. –Ldo. José Ángel Garrido. –Pedro M. Blés.

VI.
PRIMERA DECLARACIÓN DE ENRIQUETA FABES

En la ciudad de Santiago de Cuba a siete de febrero de mil ochocientos veintitrés años, el Sr. Juez de letras vino a esta Cárcel pública y haciendo comparecer ante sí a una persona vestida de hombre que se halla detenida en ella, le interrogó y contestó lo siguiente: –Preguntado: cómo se llama, de dónde es natural, qué edad, estado y ejercicio tiene, dijo: que se llama Enrique Faber, natural de Lausana en la Suiza, de edad de veintiséis años, casado en la ciudad de Baracoa con natural de allí, nombrada Juana de León, y su oficio es de cirujano de que tiene su competente despacho; y responde. –Preguntado: desde cuándo está en esta cárcel, quién lo trajo a ella y si sabe de orden de qué autoridad; dijo: que desde ayer por la tarde cerca de las oraciones lo trajo a esta cárcel el Señor Juez de letras presente, acompañado de otros dos hombres, y que ignora del todo la autoridad que lo haya mandado arrestar; y responde. –Preguntado: si tiene algún antecedente conocimiento del motivo que haya habido para su prisión, o si lo sospecha exprese con qué fundamento; dijo: que ni sabe el motivo, ni tiene fundamento para sospecharlo; y responde. –Preguntado: cuánto tiempo ha que contrajo su matrimonio en Baracoa: dijo: que ha ya cerca de cuatro años que lo contrajo; y responde. –Preguntado: si después que se casó ha permanecido siempre en Baracoa; dijo: que permaneció después de casado dos años menos cinco meses: que de allí pasó a La Habana y se presentó y obtuvo en el Protomedicato sus títulos de profesor de cirugía, los que regresando a Baracoa presentó a aquel Ayuntamiento, permaneciendo después tres meses más con su mujer; y por razón de algunas dudas que aquel cabildo puso sobre no considerarlo en el goce de los derechos de ciudadano, pidió se remitiesen copias de los títulos a la Excma. Diputación Provincial de esta ciudad como lo hicieron; y en seguida vino el deponente aquí para diligenciar su despacho; y responde. –Preguntado: si profesa la religión Católica: y en qué parte es bautizado, dijo: que la profesa desde que se bautizó en Baracoa, poco antes de su matrimonio, siendo anteriormente de religión Protestante; y responde. –Preguntado: cuánto tiempo ha que se ausentó de Baracoa, exprese con qué motivo y dónde ha residido, dijo: que en el mes de noviembre del año inmediato pasado cumplió dos años que falta de aquella ciudad y que vino a ésta para presentarse como lo ha dicho a la diputación provincial y que ha permanecido en el pueblo de S. Anselmo de Tiguabos en ejercicio de su profesión de cirujano; y responde. –Preguntado: si antes de salir de Baracoa tuvo algunos disgustos con su mujer, dijo: que no tuvo ninguno y que después de estar en Tiguabos ha tenido varias cartas de ella de las cuales podrá manifestar algunas que conserva y que de ellas tiene una el Sr. D. José Ángel Garrido que fue su padrino de bautismo en Baracoa, la cual le entregó el declarante para que la viese; y responde. –Preguntado: si antes de haberse casado en Baracoa había contraído matrimonio en otra parte dijo: que en ninguna; y responde. –Preguntado: en qué casa de las de esta ciudad está alojado, el declarante dijo: que se ha alojado para los pocos días que ha de estar aquí en las casas del pardo español José Nicolás de Vargas en las inmediaciones de la Iglesia de Sto. Tomás y que allí se apea siempre que viene a alguna diligencia; y responde. En cuyo estado mandó su merced suspender esta declaración por ahora y a reserva de continuarlas si conviniere se le leyó al declarante y dijo estar conforme y firmó con su merced, de que doy fe. –Rodríguez. –Enrique Faber. –Ante mí. –Antonio Aguirre.

(Continuará)

CAUSA CÉLEBRE. CUARTA PARTE

Causa criminal contra Enriqueta Faves o Faver por suponerse varón y en traje de tal haber engañado a Doña Juana de León con quien contrajo legítimas nupcias &c. &c.

Juez, el Alcalde 1.º Constitucional y 2.º Sustituto de la ciudad de Santiago de Cuba, Sr. D. Eduardo María Ferrer.
Abogado Asesor, Sr. Ldo. D. Hilario Cisneros.
Escribano actuario, D. Antonio Aguirre.
Iniciada en la ciudad de Santiago de Cuba, el día 1º de enero de 1823.

(Finaliza...)

VII.
SEGUNDA DECLARACIÓN

En el mismo día siete de febrero de mil ochocientos veintitrés años, el Sr. Juez de letras, vino a esta cárcel pública para continuar la declaración instructiva de D. Enrique Faber; y habiéndolo hecho comparecer le interrogó y contestó como sigue: Preguntado: si conoce a un pardo nombrado Hipólito Sánchez y si sabe que tiene casa en el pueblo de los Tiguabos, dijo que lo conoce y que sabe que es su casa en dicho pueblo; y responde. –Preguntado: si conoce a un sujeto nombrado José Ramos dijo que no conoce al tal sujeto; y responde. –Preguntado: qué conversación fue la que hubo en el mes de noviembre del año próximo pasado, la cual presenció el cura de dicho pueblo D. Juan Montengo en las casas del referido y a que se halló presente el que declara en la cual el José Ramos, por quien se le ha interrogado, tiró una onza de oro sobre la mesa, asegurando que la apostaba a que era cierto lo que refería; exprese lo que era; dijo que por la pregunta viene en conocimiento del Ramos por quien se le interrogó, de que no hacía memoria; pero lo que pasó fue que Hipólito Sandier le dijo al que habla que en su casa había un mozo que apostaba a que el que responde no era hombre y el que contesta le dijo que iría allá con dinero para apostarle lo contrario, y que con la ganancia se divertiría y efectivamente fue a casa de Hipólito con treinta pesos para apostarlos; pero el tal Ramos no quiso ya hacer la apuesta y esta negativa fue a presencia del mismo Hipólito, de Hilario Leal, y de otro individuo a quien sólo conoce por el apellido de Zorrilla;

y responde. –Preguntado: si sobre el particular de dicha apuesta dio el declarante alguna queja al alcalde del pueblo, dijo que no dio queja ninguna sino que amigablemente lo conversó con el alcalde; y responde. –Preguntado: si conoce a un vizcaíno nombrado D. Juan Antonio Gansardia, dijo que sí lo conoce; y responde. –Preguntado: qué conocimiento es el que tiene de dicha persona y con qué motivo, dijo que como ese sujeto tenía una fonda pública el que contesta solía ir a comer a su casa y le pagaba su dinero y éste es el solo motivo por donde lo conoce; y responde. –Preguntado: si alguna vez se juntó con dicho sujeto en el pueblo de Caney; dijo: que un día que fue de paseo a dicho pueblo en tiempo de las fiestas se juntó allí con D. Diego Metelier y con él y otras personas que no conoció, fueron a comer a la casa del tal Gansardia que tenía fonda en dicho pueblo y que esto fue el año pasado un día por la mañana; y responde. –Preguntado: si entre los concurrentes que hubo aquel día en la referida fonda del Caney había allí un francés de Santa Catalina nombrado Demaná; dijo: que este sujeto no estuvo allí y responde, añadiendo que el referido sujeto aunque lo conoce de vista no lo ha tratado; y responde. En cuyo estado mandó su merced suspender este acto a reserva de continuarlo si conviniere se le leyó al deponente, dijo estar conforme y habiéndole enterado del motivo de su prisión y del acusador que la ha promovido con arreglo en lo dispuesto en el artículo 300 de la constitución firmó con su merced, doy fe. –Y este estado expuso el deponente que con tal conocimiento y para convencer su inocencia podía que dos o tres cirujanos de los del país lo reconociesen en la forma ordinaria en semejantes casos y firmó con su merced doy fe. –Rodríguez. –Enrique Faber. –Ante mí. –Antonio Aguirre.

VIII.
DILIGENCIA
DE RECONOCIMIENTO

En la ciudad de Santiago de Cuba, a ocho de febrero[87] de mil ochocientos veintitrés años, el Sr. Juez de letras que conoce de esta causa, consecuente a lo mandado en el decreto de ayer vino a esta cárcel pú-

---

[87] [Nota del editor] El texto de La Administración reza "setiembre". Obviamente, esta fecha está equivocada.

blica acompañado de mí el presente escribano y de los doctores profesores de medicina y cirugía D. Bartolomé Segura, D. José Fernández y Ldo. D. José de la Caridad Ibarra, para evacuar el reconocimiento dispuesto de la persona de Enrique Faber y haciendo comparecer a éste, a los expresados profesores, su merced y por ante mí le recibió juramento que lo hicieron a Dios nuestro señor y una señal de la cruz, por el cual ofrecieron evacuar bien y fielmente el encargo a que se les ha nombrado, procedieron al reconocimiento y al principiar le expuso el citado Enrique Faber que suplicaba al tribunal se excusase de dicho acto de reconocimiento, pues de buena fe confesaba que era una verdadera mujer y que en este supuesto le parecía innecesario su reconocimiento físico, cuando su confesión espontánea le parecía que allanaba las dificultades de la causa, como que la dicha confesión supera a todas las pruebas que puedan desearse en la inquisición de su sexo, y sin embargo de la cual, considerando su merced que no es suficiente su pura confesión a que podría suceder se allanase con algún fin torcido y que siempre es de necesidad la prueba dispuesta de dicho reconocimiento para que queden con su práctica afianzadas del mejor modo cualesquiera futuras determinaciones que hayan de pronunciarse en la causa, disponiendo en consecuencia de ello que se verifique el expresado reconocimiento con toda la prolijidad con que está dispuesto, y en virtud de esta determinación, los dichos profesores procedieron al examen del tal sujeto que se denomina Enrique Faber, y después de haberlo hecho a su satisfacción expusieron que efectivamente el expresado Enrique se halla dotado de todas las partes pudendas propias del sexo femenino, e igualmente acompañadas de los pechos en estado de laxitud y relajación propia de una parte que ha sufrido una compresión permanente o como si hubiese parido y alimentado con ellos algún infante, de suerte, que se decide por ser mujer efectiva según los datos que quedan referidos, sin que quepa por alguna circunstancia equivocación con el otro sexo y responde, que lo que han declarado y expuesto es la verdad por su juramento que ratifican en edad el primero de cuarenta y nueve años, el segundo de treinta y cuatro, y el tercero de sesenta y dos y lo firmaron con su merced y el sujeto reconocido doy fe. –Rodríguez. –Dr. Bartolomé Segura. –Dr. José Fernández. –José Caridad Ibarra. –Enrique Faber. –Ante mí. –Antonio Aguirre.

IX.
CONFESIÓN CON CARGOS

En la ciudad de Santiago de Cuba a once de febrero de mil ochocientos veintitrés, el Sr. Juez de letras vino a esta cárcel pública y haciendo comparecer ante sí a la persona contra quien se procede en esta causa, la instruyó en la obligación en que está de decir verdad por estar legítimamente interrogada, y luego se le hicieron las preguntas siguientes. –Preguntada: Cuál es su verdadero nombre, cuál su patria nativa, cuál su edad y estado con el ejercicio que profesa, dijo: que su verdadero nombre es el de Henrietta Faber, natural de los cantones de Suiza, que tiene la edad de treinta y dos años, de estado viuda, pues fue casada con D. Juan Bautista Renaud, oficial de cazadores de las tropas francesas y su ejercicio, habiéndose recibido de cirujano en París pues como la deponente siguió a su marido en las guerras de Alemania, estando al lado de él y de un tío suyo nombrado Enrique, barón de Avivar, falleció su marido, siendo muerto en una batalla, y como la que contesta quedó de edad de dieciocho años, no considerándose deber quedar sujeta a su citado tío que era coronel del regimiento de cazadores número 21, se vistió de hombre y se fue a París en donde se puso a estudiar cirugía en el colegio; y hechos sus estudios se recibió allí de cirujano, y desde entonces fue y ha sido éste su ejercicio; y responde. –Preguntado: si sabe o conoce el motivo por que se halla en esta prisión, dijo: que cree ser por ser mujer y haber engañado al público y a la mujer con quien se casó en Baracoa; y responde. –Preguntado[88]: si tiene presente una declaración instructiva de este procedimiento, que evacuó en esta propia sala el día siete del presente mes, y si quiere se le lea para su recuerdo y que se tenga en parte de su confesión, dijo que lo tiene bien presente, no hay necesidad de que se la lea, y que cree no poderse comprender en su confesión en aquella parte que en ella afirmaba ser hombre; pero que en lo demás es cierta y verdadera, la ratifica y quiere se tenga en parte de su confesión; y responde. –Preguntado: con qué causa o motivo ha venido a vivir a esta Isla con el disfraz de su vestido, impropio de su verdadero sexo, cuando

---

[88] [Nota del editor] Es importante señalar que el mismo escribano oscila entre "Preguntado" y "Preguntada" a lo largo del testimonio de Faber. Como señalamos en otra parte, éste es el efecto travesti, el cual produce tanta confusión que el género oscila constantemente aun cuando el público aparentemente saber la diferencia.

todas las leyes del mundo civilizado, detestan el disfraz de los vestuarios semejantes, –dijo: que no siendo su genio desde su infancia propio para las costumbres de las mujeres, procuró su tío casarla con el fin de atraerla al verdadero modal de una mujer; pero que la deponente aunque consintió en casarse por dar gusto a su tío, le pidió a éste la llevase consigo a la guerra, como lo hizo con consentimiento de su marido, que era del mismo Regimiento que su tío, y por consiguiente no sólo fue en su compañía sino que lo vio morir, y entonces fue cuando se vistió de hombre y se fue a París a estudiar hasta que se recibió de cirujano, no con intento de ofender a persona alguna, sino al contrario de socorrer a los necesitados; que ya recibido de cirujano, fue mandado con otros de su misma profesión para el ejército que estaba en Rusia: que allí volvió a encontrar a su tío, y se reunió a él, como que la sacó para cirujano de su Regimiento, con el cual pasó a España, y allí fue muerto su tío, y la deponente hecha prisionera en Miranda, de donde no salió hasta que hecha la paz, se dio libertad a los prisioneros, y la que habla volvió a París, pero solicitó venir a la Guadalupe como lo hizo con sus correspondientes despachos, y de allí vino a esta Isla sin mudar de traje, así porque ya estaba acostumbrada y bien hallada en la libertad que le proporcionaba el vestido de hombre, como porque con éste podría ejercer su profesión y adquirir fortuna; pero repite que sin idea de hacer mal a persona alguna y más bien de socorrer con su oficio a los necesitados como lo ha hecho; y responde. –Preguntada: si del matrimonio que dice haber contraído en Francia tuvo algún hijo dijo: que tuvo uno que falleció a los ocho días de nacido; y responde. –Preguntada: si Juana de León, que es la mujer con quien hizo el matrimonio en Baracoa, no le notó la falta de sus deberes en el uso del matrimonio, exprese lo que haya habido en el particular dijo: que no le notó falta alguna ni podía hacerlo, porque Juana de León cuando hizo el matrimonio estaba casi impuesta del verdadero sexo de la deponente; habiéndose hecho el tal matrimonio, por queriendo vivir en su compañía y que la cuidase y le guardase lo que ganaba, no quiso consentir la León sin que mediase el tal matrimonio y con cuyo motivo se le descubrió antes del casamiento, como ocho días, y prueba de esto es que tal mujer tuvo oculta más de dos años sin indicar a persona alguna esta circunstancia, que de otra manera no podría haber sido disimulada, ni aun muy pocos días constando que de nada hacía mención la León en las cartas que escribía al deponente; y responde. –Preguntado: cómo dice lo antecedente cuando la mujer Juana de León al párrafo tercero de pedimento de su queja que dio a este juzgado expone que el confesante al notarle de su falta y reconvenciones que le hizo con su motivo, asegura que procedió a la consumación del matrimonio, sirviéndose de un instrumento ficticio, según allí se explica, añadiendo que el resultado fue humillarse la confesante proponiéndole ideas indignas y extrañas de toda moralidad, y cuya relación de dicha mujer desmiente el conocimiento que le atribuye de sexo desde antes que verificara el casamiento, sobre que se le amonesta para que en el particular diga la verdad de lo que haya ocurrido en el punto de que se trata, pues está legítimamente preguntada, dijo: que en cuanto a la proposición es cierto que se la hizo, es decir que con el anticipado conocimiento que había dado a la León de su sexo, le dijo, que si quisiese tener un cortejo, la deponente no se opondría, pero que en cuanto a lo demás es tan falsa la relación y mucho más el cuento del instrumento ficticio como lo convencen las cartas que tiene de la misma León, en que le trata que D. José Ángel Garrido tenía en su poder un instrumento que ella jamás había visto y las cuales manifestará oportunamente; y responde. –Preguntada: si en alguna otra parte distinta de esta ciudad ha sido reconocida en razón de su sexo por alguna persona, exprese dónde y cuáles fueron las resultas, dijo que teniendo que concluir unos asuntos que no podía abandonar y habiendo llegado a sus oídos la voz que corría ya de ser mujer, tomó un pellejo de un guanto muy fino y figuró un miembro de hombre pintándolo con pintura que lo hizo parecer tal; y que preparada con ese instrumento se presentó de noche al alcalde de Tiguabos, que lo era entonces D. Tomás Olivares, y se manifestó descubierto a él, y a otras personas que allí se hallaban para que le testificasen que era hombre; que como era de noche todos quedaron engañados y la conceptuaron varón; y responde[89]. –Preguntada: cómo es que siendo mujer verdadera, según lo tiene confesado

---

[89] [Nota del editor] El capítulo XVI, titulado "La confesión con cargos" en la novela de Clemente Vázquez se sirve de mucho de este testimonio y cita *La Administración* como su fuente histórica. No obstante, Clemente Vázquez omite cualquier referencia directa al "instrumento". Por ejemplo, al referirse al episodio en que Faber se manifiesta descubierto ante el alcalde, el texto de la novela reza: "Teniendo que concluir unos asuntos que no podía abandonar, y habiendo llegado a mis oídos la voz que corría ya, de que yo era mujer, me presenté de noche al alcalde de Tiguabos D. Tomás Olivares, y tanto él, como varios caballeros que estaban en su compañía, quedaron persuadidos de

y resulta de la causa, tuvo el arrojo de pretender alucinar a su merced y a su pública autoridad con pedir como lo hizo al final de su declaración instructiva que se mandase proceder al reconocimiento de su persona; estando como debía, cierta y segura del resultado de aquella diligencia y cuya promoción comprueba eficazmente su desfachatez y la consiguiente falta de respeto al tribunal que la juzga, dijo: que con motivo de tener un mal resultado en el escándalo público que causaría el descubrimiento de su verdadero sexo, pidió el reconocimiento de los facultativos, persuadida de que éstos con la consideración del propio escándalo y la que reconcilia el Protomedicato de La Habana que la recibió de Cirujano, se decidiera a encubrir su falta bajo la oferta que les haría de ausentarse inmediatamente que fuese puesta en libertad; pero que de ninguna manera fue su idea faltar al respeto del tribunal, sino evitar el escándalo; y responde. –Preguntada: cómo quiere suponer respetuosa al tribunal cuando persuade lo contrario el contenido de las diligencias que fue preciso evacuar en la tarde del día ocho a motivo de la suposición de haber tomado veneno para matarse, pidiendo al carcelero lo manifestase a su merced con la remisión de un papel en que se contenían polvos blancos asegurando por su medio que había tomado la porción bastante para morir, y con cuya especie puso a su merced en efectiva inquietud, y cuya falsedad se comprobó con el reconocimiento de no haber habido novedad en su salud, y cuya conducta suya como quiera que se mire, importa una burla que quiso hacer al tribunal con aquella suposición, dijo: que no fue una burla como se expresa sino que viéndose presa con más rigor después de reconocida por mujer y creída que se pensaba en pasearla como tal por las calles públicas, prefirió la muerte a esta circunstancia, y además acalorada de la burla que algunos cadetes, y otras personas se presentaron a hacerle a su puerta, esto es a la del cuarto donde está presa, tomó el tártaro emético en una porción bastante a hacer morir a cualquiera persona; pero que su naturaleza sobrepujó a la fuerza de la tal porción, y sólo hizo el efecto de una copiosa evacuación, en que permaneció hasta las diez de la noche; y responde. –En cuyo estado, siendo ya tarde y hallándose su merced algo indispuesto mandó suspender este acto a reserva de continuarlo si conviniere: se lo leyó a la confesante, dijo

---

que yo era un hombre, porque para ello hice uso de una superchería, más tonta que perversa" (pp. 209-210).

estar conforme y lo firmó con el referido Sr. Juez de que doy fe. –Rodríguez. –Henrietta Faber. –Ante mí. –Antonio Aguirre.

X.
CONTINUACIÓN DEL ACTO CONFESORIO

En la ciudad de Santiago de Cuba a doce de febrero de mil ochocientos veintitrés, el Sr. Juez de letras vino a esta cárcel acompañado de mí el Escribano para continuar la confesión que quedó pendiente el día de ayer, y habiendo hecho comparecer en esta Sala de Justicia a la mujer Henrietta Faber, la interrogó lo siguiente. –Preguntada: de qué modo se facilitó en esta prisión el tártaro emético que tomó, según ha referido, dijo: que no tuvo necesidad de auxilio ajeno para la tenencia del tártaro porque lo tenía consigo cuando la arrestaron, como lo acostumbra siempre tener para el pronto socorro de cualquier necesidad; y responde. –Preguntada: dónde está el instrumento que dijo en el acto de ayer haber formado para engañar al Alcalde de Tiguabo y figurársele hombre: que en el año veintiuno siendo Alcalde del Tiguabo D. Casimiro Pérez, éste trató allí de separar todas aquellas personas de diverso sexo, que no siendo casados vivían juntos, y como el tal Casimiro se le había hecho un enemigo sin el menor motivo, trató de hacerle una chuscada, y construyó seis instrumentos de aquellos con el fin de mandárselos al Alcalde, diciéndole los remitiese a aquellas personas del sexo femenino que separaba; pero como el cuarto donde vivía la exponente no tenía llave, antes de hacer semejante remisión al Alcalde se los robaron unas negritas de la casa y se dispersaron los tales instrumentos: que después en el año pasado, siendo allí Alcalde D. Tomás Olivares y habiéndole llegado a noticia de la que habla que su padrino el Sr. Oidor Don José Ángel Garrido iba a emprender su acusación, hizo otro instrumento mucho más perfecto o con mayor semejanza al miembro de un hombre que los otros, con cuyo instrumento bien acomodado fue que se presentó al citado Sr. Alcalde al examen que ayer refirió y que quedaron todos los que concurrieron engañados conceptuándolo varón, después de cuyo suceso y temiendo que se lo robasen como los otros, deshizo y rompió el instrumento, dispersando los pedazos; y responde. –Preguntada: si no sabe que aún en el uso de los contratos comunes que se hace en la sociedad es una mala fe delincuente engañar una persona a otra, y que esto fue lo que hizo el declarante en su matrimonio de Baracoa con la mujer Juana de León, abusando de su sinceridad con un engaño tan notable como el que se manifiesta, en la circunstancia del caso dijo: que sabe de positivo lo que se le interroga; pero que la confesante no engañó como se supone a la dicha Juana de León, a quien como dijo ayer, le manifestó antes del matrimonio su sexo de mujer y sobre cuya circunstancia recuerda la carta que tiene en su poder y que ha ofrecido presentar para que se vea que no la engañó en los términos en que se hace cargo; y responde. –Preguntado: cómo pretende disculpar su crimen en el particular del engaño que hizo a la mujer Juana de León, atribuyéndole conocimiento de su sexo aun antes del matrimonio, cuya especie es inverosímil por sí mismo y no de creerse prueba concluyente cuando ya medía su expresa y decidida confesión en orden al engaño que hizo al Alcalde del Tiguabo D. Tomás Olivares haciéndole creer con artificio que su sexo era el de varón, en cuyo pasaje tan averiguado como lo está se concluye la malicia con que procedió en el mismo, abusando de la sencillez de aquel juez incauto y faltando voluntaria y atrevidamente al respeto que se concilia la pública autoridad de su ministerio; y cuyo hecho, por todas sus circunstancias constituye increíble la inmoralidad que atribuye a la mujer Juana de León imputándole conocimientos de que acaso carece; para confundir o hacer oscura la mala fe con que la engañó, dijo que se remite a lo que ya tiene dicho con respecto a Juana de León, cuyas cartas comprobarán su contestación, y en cuanto al hecho de haber engañado a D. Tomás Olivares, niega que hubiese faltado al respeto de la autoridad, pues la confesante no fue citada por el Alcalde para semejante acto, sino que ella misma concurrió a él como a una persona de su amistad, pidiéndole juntase en su casa algunas otras del pueblo a quienes quería manifestarse para que viesen que era hombre, y así fue que sucedió, sin creer por esto haber faltado a la justicia; y responde. –Vuelta a reconvenir cómo pretende disfrazar como lo ha hecho, los crímenes de que se le hace cargo y a que ha querido satisfacer con la frivolidad con que ya lo hizo, cuando no es posible que sus excusas se atengan al horrible engaño que hizo al cura de la parroquial de Baracoa, a quien de contado no podrá imputar connivencia, ni conocimiento remoto de su sexo femenino, y en cuya horrorosa conducta pecó contra la religión y reverencia debida al sacramento, haciéndolo así a la faz del público y de las autoridades, a quienes y a la quietud pública trascienden dañosamente las inmoralidades de su conducta en este paso y más, cuando por la circunstancia de extranjera no ha podido tener el atrevimiento de reducir a ludibrio la santidad de dicho Sacramento, dijo: que reconoce su culpa respecto a la Divinidad y profanación del sacramento, declarando que el Párroco no tuvo la menor noticia de su sexo; pero en cuanto al público, no habrá una acción que se le puede reprender, porque lejos de hacer a persona alguna la menor ofensa, ha hecho a todos el más bien que ha podido, así en su profesión como fuera de ella; y responde. Y en cuyo estado, aunque se le hicieron otras preguntas y repreguntas, a todas contestó con iguales excepciones; por lo que su merced mandó suspender este acto a reserva de continuarlo, si conviniere; se le leyó a la confesante, dijo estar conforme, y se ratifica en sus contestaciones, y firmó con su merced que doy fe. –Rodríguez. –Henrietta Faber. –Ante mí –Antonio Aguirre.

XI.
SENTENCIA DEL INFERIOR

En la ciudad de Santiago de Cuba a diez y nueve de junio de mil ochocientos veintitrés, el Sr. D. Eduardo María Ferrer, Teniente coronel retirado, Alcalde primero constitucional, y juez segundo sustituto de este partido dijo: que visto este procedimiento criminal contra Doña Enriqueta Faber, natural de Lausana, capital de Vand en el cantón de Berna, uno de los protestantes de la Suiza, promovido a instancia de Juana de León, natural y vecina de la ciudad de Baracoa por los horribles crímenes de haber andado desde que vino a esta Isla disfrazada con el vestuario de hombre, siendo real y perfectamente mujer; de haber contraído matrimonio con ella después de bautizada en la parroquial de Baracoa, en cuyo enlace usó de su persona de un modo artificial, según lo representa la León en un escrito visible a fojas seis con el que acompaña la certificación del cura D. Felipe Sanamé, que acredita la celebración del matrimonio: vistas las declaraciones del sumario, las instructivas desde las catorce hasta la diecisiete, reconocimiento de los facultativos en medicina y cirugía doctores D. Bartolomé Segura y D. José de la Caridad Ibarra, en que se deciden por ser mujer efectivamente la Doña Enriqueta, sin que por alguna circunstancia quepa equivocación con el otro sexo; el auto motivado de la veinte, los autos confesorios subsecuentes, y que descubre sus detestables crímenes, y hace una historia de su vida desde la edad de dieciocho años que quedó viuda de un oficial de cazadores de las tropas francesas, nombrado D. Juan Bautista Renaud, y en que comenzó a usar del disfraz; la acusación formada del abogado fiscal a la cincuenta y dos; lo representado por aquella en calidad de excepciones; el auto de prueba a vuelta de la cincuenta y cinco; las ratificaciones de los testigos del sumario; lo alegado por el ministerio fiscal en pro de la causa pública; con todo lo demás que ha sido de tener presente *debía su merced declarar como declaraba*; que el dicho ministerio ha probado su establecida acusación cuanto es bastante para obtener en definitiva, sin que lo haya hecho así en su defensa la Doña Enriqueta. Y en consecuencia atendido el ludibrio y negro ultraje que ésta se ha atrevido a inferir a la divinidad, contrayendo matrimonio con persona de su mismo sexo, en cuya horrorosa impía conducta pecó contra nuestra augusta religión, y la Reverencia a tan santo Sacramento, después de haber hecho el horrible engaño de que se la bautizase en calidad de hombre, reagravando más y más el crimen que envuelve estas acciones con la inmoralidad y depravación inaudita costumbre con que usó de la persona de León, valiéndose de los artificios que ésta representa en sus escritos, sin el más leve temor, incidir en las gravísimas penas con que así las sancione canónicas, como las civiles anatematizan y castigan tan tenebroso manejo: atendido así mismo el agravio y escándalo que ha ocasionado a la República, no menos con tales delincuencias, que con el disfraz de hombre que condenan todas las leyes del universo, en cuya suposición pudo obtener la licencia del Protomedicato, y el título de su fiscal para Baracoa, con insulto y burla de su respetable Tribunal del Excmo. Sr. Capitán General de la Isla, y de todas las demás autoridades y corporaciones constituidas en ella; desde luego *condenaba y condena* por el mérito de la causa a la enunciada Doña Enriqueta Faber a sufrir reclusión en la Casa de Corrigendas, establecida en la ciudad de La Habana, por diez años bajo la especial vigilancia de las autoridades competentes, con calidad de que cumplidos permanecerá recluida hasta que haya ocasión de ser remitida a cualquier punto extranjero, el más lejano posible de la Isla con absoluta prohibición de volver a entrar con protesta alguno en los dominios españoles, apercibida de que encontrándosela en cualquiera de ellos, se le impondrá doble reclusión, con las demás penas que haya lugar. Hágase saber al público esta sentencia por medio de la Imprenta del Gobierno para que su edición produzca los efectos consiguientes en los diversos negocios así judiciales como extrajudiciales en que la Faber ha entendido, y es notorio que ha representado en los Tribunales Superiores e inferiores del distrito. Y se le condena en el pago de todas las costas de lo obrado reservándose a Juana de León los derechos que la asistan o puedan asistirle contra aquella y sus bienes, a fin de que pueda deducirles dónde y cuándo le convenga. Pero antes de cumplimentarse lo que ha dispuesto, elévese con los autos de la materia, a la Excma. Audiencia Territorial para su aprobación o lo que S. E. haya por conforme. Y por esto que su merced proveyó, con consulta de su asesor, así lo mandó definitivamente y firmaron de que doy fe. –Eduardo María Ferrer. –Ldo. Hilario de Cisneros. –Ante mí. –Antonio Aguirre.

XII.
AUTO DE LA AUDIENCIA

Puerto Príncipe cuatro de octubre de mil ochocientos veintitrés. –Vistos: con lo representado por el Sr. Fiscal condena a Enriqueta Faber al servicio del Hospital de Paula de la ciudad de La Habana, por cuatro años, adonde será conducida en traje propio de su sexo, los cuales cumplidos saldrá de la Isla con extrañamiento perpetuo del territorio español; recójasele el título de cirujano y carta de domicilio que obtuvo con el nombre de Enrique Faber, simulando su propio sexo, y se le condena en las costas procesales de una y otra instancia. Particípese al Excmo. Sr. Jefe Superior Político, al Protomedicato para los efectos convenientes, y al agente fiscal más antiguo. Se hallan seis rúbricas. –Sres. Robledo. –Álvarez. –Portilla. –Gómez. –Frías. –Bernal. –Ldo. Francisco Agramonte y Recio.

III: Documentos adicionales

SOLICITUD PARA CONTRAER MATRIMONIO Y PAGO DE LAS
DILIGENCIAS PRACTICADAS PARA EL MISMO[90].

Escrito que, con fecha 23 de julio de 1819, presentó a la Alcaldía Ordinaria el Dr. Enrique Faber solicitando permiso para contraer matrimonio con la señorita Juana de León, vecina de Baracoa.

S. A. O.

"Enrique Faber, natural de Lausana en Francia, y avecindado en esta Ciudad, del modo más conforme a derecho aparezco ante Ud. y digo: Que habiendo contratado esponsales y ofrecido matrimonio a Juana de León, también vecina, se me dificulta el próximo despacho para su celebración a causa de no tener padres ni parientes de quienes obtener licencia, y en cuya virtud acudo a la justificación de usted para que se me admita información, y que los testigos que presento, jurando en forma, declaren por los particulares siguientes:

Primeramente. – Por mi conocimiento y que sí positivamente les consta mi catolicismo.

«Iten. – Si del mismo modo les consta que así en esta Ciudad como en toda la Isla no tengo padres ni parientes algunos de quienes obtener licencia porque éstos se hallan en el lugar de donde procedo.

«Iten. –Si le consta que entre mi prometida y yo no existe notable desigualdad y si me hallo en aptitud de contraer matrimonio a mi arbitrio, conforme a la Ley, respecto a mi mayor edad.

«Iten. – Es público y notorio y pública voz y forma, &, y evacuada que sea, resultando méritos suficientes.

«A V. suplico se sirva concederme el permiso necesario para concurrir al Juzgado Eclesiástico a promover las demás diligencias que sean necesarias para la celebración del matrimonio a que aspiro. Por ser de

---

[90] [Nota del editor] Las Cuevas Morillo, Ernesto de, *Narraciones históricas de Baracoa*, Baracoa, *La Crónica*, 1919.

justicia que pido, jurando no proceder de malicia. – (fdo.) Enrique Faber».

Practicadas las informaciones, con las declaraciones de los testigos Luis Albert y Juan Albert, ante el escribano Lafita, el Alcalde Ordinario dictó la siguiente resolución:

Baracoa, 30 de julio de 1819. –

Visto:– Resultando de la información antecedente, que Enrique Faber es mayor de 25 años, que no tiene ni padre ni pariente en la Isla; que es católico apostólico romano y que no media desigualdad entre él y su pretendida, concédase el permiso necesario para que pueda contraer matrimonio con Juana de León, despachándose al efecto el correspondiente documento para que concurra al Juzgado Eclesiástico a promover lo demás que le competa, pagando previamente las costas a justa tasación.– Doy fe– (fdo.) Lafita.

Tasación de las costas causadas

Reales

Al Sr. Alcalde, por dos firmas………4

A dicho señor, por asistir a las declaraciones………22

Al Escribano por asistir a las declaraciones………

Al mismo, por sus derechos en los escritos actuados y materiales empleados………50

Al mismo, por citaciones………16

COPIA DEL ACTA DE MATRIMONIO DEL DR. ENRIQUE FABER Y LA SEÑORA JUANA DE LEÓN

«Año del Señor de mil ochocientos diecinueve (en once de agosto) habiéndose corrido las tres proclamas, según el Santo Concilio de Trento, previa las licencias del Gobierno del Vicepatronato[91] y del mayor de la pretendida, la información necesaria, la confesión y comunión; case y vele por comisión del Presbítero Don Vicente Tomás de Lores[92] a Don Enrique Faber, natural de Suiza, hijo legítimo de Don Juan Luis y de Doña Isabel Caben, con Juana Antonia de León, hija legítima de Buenaventura y de María Manuela Fernández. Y para que conste lo firmo.

(fdo.) Felipe Sanamé

---

[91] [Nota del editor] Los demás textos emplean el término "Viceparente" en lugar de "Vicepatronato".

[92] [Nota del editor] En los demás textos, este apellido se escribe "Sores".

IV. Francisco Calcagno,
Diccionario biográfico cubano[93]

FAVER (ENRIQUETA).–Mujer singular por su carácter varonil, cuya historia recuerda a aquella ateniense Agrodice que se fingió hombre para poder partear, o también a la diabólica Catalina Erauso (Monja Alférez) de Guipúzcoa. Se la llamó el Médico-mujer, y es bien conocida su historia en Santiago de Cuba, donde se le siguió un largo proceso que se imprimió después, y en donde escribió en 1846 su historia el Sr. José Joaquín Hernández. Nació en Lausana (Suiza) en 1791; casó con J. B. Renaud, oficial francés, con quien pasó a la guerra de Alemania: quedando viuda, se fue a París, adoptó desde entonces el traje de hombre, y estudió cirugía bajo el nombre de Enrique Faber. Después de la campaña de Rusia, a la que asistió en calidad de cirujano, pasó a España y fue hecha prisionera en Miranda, logrando escapar, sin que se supiera su sexo. En 1816 vino a la Guadalupe, y se trasladó a Santiago de Cuba, donde mucho tiempo ejerció su profesión tranquilamente y en calidad de hombre; pero tres años después pasó a Baracoa y, deseando una compañera que le cuidase y guardase su dinero, concibió la descabellada idea de casarse *con mujer*; y para el efecto indujo a ello a una joven pobre, del campo, llamada Juana de León: el matrimonio, después de convertida al catolicismo y bautizada por el cura Sanamé, pues era la Faber protestante, se verificó en Baracoa el 11 de agosto de 1819. Esta sacrílega burla del santo sacramento, apenas consumada, el pretendido cirujano, sin declarar aún su sexo a *su esposa*, vino a La Habana y consiguió hacerse nombrar por el tribunal del Protomedicato, fiscal o subdelegado de cirugía de la jurisdicción de Baracoa. La *esposa* no se conformó, y Enriqueta tuvo que sustraerse a su enojo: en 6 enero 1823 residía la Faber en las inmediaciones de Tiguabos, y allí fue presa por la persecución de Juana de León, de quien tan inicuamente se había burlado, y consecuentemente exonerada del cargo de Fiscal. Fue entonces

---
[93] [Nota del editor] Calcagno, Francisco. *Diccionario biográfico cubano.* Nueva York, Ponce de León, 1878, pp. 272-273.

reconocida judicialmente, *declarada mujer*, anulado el matrimonio, y condenada a indemnizar a la agraviada consorte, y al servicio por cuatro años del Hospital de Paula de La Habana, "siendo conducida en el traje propio de su sexo" y cumplidos los cuales, a salir de la Isla con extrañamiento perpetuo. Cumplió esta sentencia, y no se oyó más del Médico-mujer, sino que murió en Florida, tres años después.

V. Andrés Clemente Vázquez,
Enriqueta Faber; ensayo de novela histórica

Primera Parte. Capítulo XXI: Mujeres-hombres

–¿Y cómo fue –le preguntó mi tío Miguel a la fatigada narradora– que se preparó por grados, o de una manera súbita en vuestro espíritu, la rara idea de vestiros de hombre, estudiar Medicina y marchar después a sufrir tantas penalidades en una campaña como la de Rusia? ¿Por qué os molestaba tanto ser mujer?

–Mi padre –respondió Enriqueta– tenía varios libros de viajeros ilustres, que yo leía, siendo niña aún, con singular placer. Me acuerdo que sobre todo me impresionaron las *Memorias* de Philibert Commerson, uno de los jefes que acompañaron desde 1766 hasta 1769, a Bougainville, que fué el primer navegante francés que le dio la vuelta al mundo a bordo de *La Boudeuse* y de *L'Etoile*. En dichas memorias se hablaba mucho de Madama Barré, embarcada con nombre falso, vestida de hombre y en calidad de ayudante del cirujano Vives. Desde entonces me pasó por la imaginación que yo también podría estudiar cirugía y ponerme el traje del sexo masculino, para recorrer extrañas tierras, sin dificultad, y realizar al propio tiempo algunas obras de caridad o de heroísmo, que me hicieran célebre[94].

La vida pasiva, tranquila y modesta de las mujeres se avenía mal con mi carácter nervioso, intranquilo, aventurero y ansioso de contemplar espectáculos singulares. El afán de lo desconocido me seducía. Yo quería mandar, y ser obedecida. Deseaba brillar y lucir a la vez en diversas naciones. No quería morirme sin dejar un nombre gloriosísimo que pasase a la posteridad.

–¿Y cuáles otros hechos determinaron la ejecución de vuestros raros propósitos?

–En primer lugar haberme hallado sola, sin personas que me pu-

---

[94] [Nota de Clemente Vázquez] Véase la página 274 de *Los viajeros modernos*, de Eduardo Chartón, París, 1861.

dieran proteger, después del fallecimiento de mi esposo, en los campos de Wagram. En segundo lugar, la lectura de unos artículos histórico-novelescos, publicados en *Le Courrier* de París, acerca de la extraordinaria vida de Catalina Erauso, la Monja Alférez vizcaína. Os la voy a describir.

Catalina nació en San Sebastián, en 1592. Hija de una buena familia de Vizcaya, educóse en un convento de su pueblo natal y fue destinada desde su niñez al estado religioso. Pronto se dio a conocer por la originalidad de su temperamento y su amor casi salvaje a la libertad. A consecuencia de una disputa con otra monja, (una de sus superioras), Catalina, que se hallaba en el período del noviciado, escaló a la hora de maitines (18 de mayo de 1607) los muros de su convento; se refugió en un bosque próximo a la ciudad, se alimentó de frutas y raíces, durante tres días, y al cabo de este tiempo, disfrazada de hombre, se trasladó a Vitoria. Luego recorrió una parte de España, viviendo al día, y buscando medios de subsistencia en diversas ocupaciones reservadas de ordinario al sexo masculino. Algunos años más tarde, en clase de grumete, se embarcó en un buque español que salía para América. A su llegada al Nuevo Mundo, fatigada del penoso oficio que había aceptado, desertó; estuvo de mancebo en una tienda, sirvió luego de administrador a un rico negociante, y tras una serie de aventuras fenomenales sentó plaza de soldado en las compañías españolas. Se distinguió, luchando contra los indígenas, por varias acciones gloriosas, y merced a sus hechos heroicos obtuvo el grado de Alférez. Dotada de un carácter altivo e intratable, tuvo multitud de contiendas y lances, en las que no siempre salió victoriosa. Para desempeñar mejor su papel *hizo el amor a las muchachas americanas*, y esto fue origen de varias intrigas que complicaron tan aventurera existencia. Herida gravemente en combate singular, creyóse Catalina próxima a la muerte, y decidió poner término a su novelesca vida. Entonces descubrió su sexo al obispo que la visitó durante su enfermedad, y a quien sólo la certificación de varias matronas pudo convencer de que el espadachín más temible de las posesiones españolas en América, era una mujer que había conservado su virginidad. Las consecuencias de este descubrimiento fueron: el regreso de Catalina de Erauso, a Cádiz, el 1º de noviembre de 1624; la pensión de 800 escudos que Felipe IV le concedió (agosto de 1625), como recompensa por el valor que Catalina había demostrado peleando contra los indios; el agrado con que fue recibida por el Pontífice Urbano VIII; las fiestas que dieron en su honor los cardenales, y el permiso concedido por el Papa para que pudiera vestir siempre traje de hombre. Partió enseguida Catalina para Nápoles, donde residió algún tiempo. En 1635 estuvo en La Coruña, y se embarcó para América con un capuchino llamado Nicolás de la Rentería. Usaba entonces el nombre de *Don Antonio Erauso*. Arribó delante de Veracruz, en una noche oscura y tempestuosa, lo que no impidió que el comandante del navío procurase bajar a tierra, embarcándose en su bote, con varios oficiales y la *Monja Alférez*. Llegó el bote sin accidente al desembarcadero, y los que en él iban penetraron en la ciudad. Entonces notaron que Catalina había desaparecido. Hiciéronse mil conjeturas, aumentadas en tiempos posteriores, por cuantos conocieron la historia de aquella mujer. Se dijo que, aficionada a la vida errante, se había internado en los desiertos. Creyeron otros que al desembarcar, se había ahogado; pero es lo cierto que se perdieron para siempre las huellas de tan singular existencia, y que el fin misterioso de la *Monja Alférez* aumentó su fama, y despertó la inspiración de los poetas y novelistas.

Pacheco pintó en 1630 un retrato de Catalina, que se conservaba en la Galería Shepeler de Aquisgrán. Era Catalina demasiado alta como mujer, aunque no tenía la esbeltez ni la presencia de un arrogante mozo. De cara no era fea, ni bonita, juzgándola por su retrato. Eran negros, brillantes y muy abiertos sus ojos, y las fatigas, más que los años, alteraron pronto sus facciones. Llevaba los cabellos cortos como los hombres, y perfumados según la moda. Vestía a la española. Poseía aire marcial, llevaba bien la espada, y su paso era ligero y elegante. Sólo sus manos tenían algo de femeninas, en las palmas más que en los contornos, y su labio superior estaba cubierto por negro y delicado bozo, que sin ser verdadero bigote, daba un aspecto viril a su fisonomía. Catalina escribió una historia de sus aventuras, en un estilo que puede servir de modelo. No desespero de imitarla en este punto, y redactar mis *Memorias*, cuando el reposo, la salud y las ocupaciones preferentes me lo permitan.

¿Quién no conoce, además, la historia altamente simpática de Luisa Chaly Labé, la *Bella Cordelera*, la cual después de haber recibido excelente educación, se hizo muy pronto célebre por su hermosura y su valor caballeresco, supuesto que a los dieciséis años de edad, servía, vestida de hombre, en el campamento de los sitiadores de Perpiñán? ¿Quién ignora (teniendo una mediana educación siquiera) que Luisa se casó en Lyon con el mercader en cordelería M. Edmundo Perrín, y que su lujosa casa fue el centro de reunión de los artistas, de los poetas y de los hombres públicos más distinguidos de su época; y que en aquella casa había una riquísima biblioteca, en donde se veían las mejores obras italianas, alemanas, inglesas y españolas? De vez en cuando hojeo con singular placer, la elegante colección de elegías y sonetos, del *Capitán Labé*, impresa por M. Bregnot, lo mismo que el delicado y sencillo *Testamento* de tan singular mujer...

–Por supuesto, Enriqueta –le interrumpió Miguel– que otro de los célebres personajes que exaltarían vuestra imaginación, sería sin duda aquella inglesa, llamada Inés por unos historiadores y Gilberta por otros, que en el siglo IX llegó a suceder al Papa León IV, con la denominación de Juan VIII.

–En efecto –repuso ella–, en la casa de mis padres había diversos libros que se ocupaban de ese punto tan dudoso de la historia del catolicismo. Aunque yo pertenecía a la religión protestante, experimenté cierta repugnancia cuando me enteré de que una mujer había sido bastante osada para burlarse de lo más respetable que hay en el mundo, o sea el culto religioso. Las circunstancias, no obstante, obligan a veces a los seres humanos a ejecutar los actos más reprobados, y yo misma estaba designada por el Destino y la Fatalidad para cometer más tarde algo parecido a aquello. Pero será conveniente que no anticipe la narración de los acontecimientos de mi atribulada vida.

Si la Papisa Juana existió, como lo afirmaron Bartolomé Sacchi (conocido por el nombre de *Platina*) Juan Huss, los Padres del Concilio General de Constanza, Federico Spanheim y Jacobo Lenfant; o si no existió, según dictamen de David Blondel, Bayle, Basnage, Pedro Dumoulin, Samuel Bochart y el gran Voltaire, lo cierto es que el incidente de la Papisa ejerció cierta influencia en el espíritu aventurero que era la nota dominante de mi juventud.

Nunca pude olvidar los pasajes aquellos en que Bartolomé Sacchi pintaba a la heroína religiosa haciendo estudios brillantes en Atenas, dando admirables lecciones en Roma, sobre la ciencia de las Santas Escrituras, y haciéndose elevar al Pontificado por sufragio general (*omniun consensu*). Ni podía dejar de recordar tampoco que la extraordinaria Papisa, al reemplazar a León IV en el solio del catolicismo, estaba encinta (*a servo compressa*); que durante algunos meses logró ocultar su embarazo (*cum aliquamdiu occulta ventrem tulisset*) y que por último dio a luz un niño (*tandem peperit*) entre el teatro del Coliseo y la iglesia de San Clemente, cuando se trasladaba procesionalmente a la Basílica de San Juan de Letrán.

En una época muy antigua fue elevada en Roma, en el mismo lugar donde había estado la estatua de la Tragedia, otra figura que representaba a una mujer en actitud de morir desesperada, y rabiando con los dolores del parto. Aquello era una alusión a la desventurada Papisa, y probablemente por ese motivo, el Papa Pío V mandó destruir el monumento y arrojar la estatua al río[95].

---

[95] [Nota de Clemente Vázquez] En las precedentes descripciones sobre Catalina Erauso y la Papisa Juana, hemos querido seguir a los señores Montaner y Simón, de Barcelona, en su notable *Diccionario Enciclopédico Hispano-Americano*, de Literatura, Ciencias y Artes.

Don Joaquín María Ferrer publicó en París, en 1829 (imprenta de Julio Didot), la *Historia de la Monja-Alférez doña Catalina de Erauzo, escrita por ella misma, e ilustrada con notas y documentos*; cuya obra apareció en francés, al siguiente año, editada por Bossange Pére, *libraire*, Rue de Richelieu, 60, en la misma ciudad.

Tenemos el placer de que ambas publicaciones se encuentran en nuestra biblioteca. El señor Ferrer dijo entre otras cosas:

"Sensible es que la referida historia no pase del año de 1626, que deja a Catalina en Nápoles.

Por las notas finales del manuscrito se ve, que el 21 de julio del año de 1630, se hallaba en Sevilla, con el motivo que se ha dicho antes, y que en 1645 la vio en Veracruz el padre Fray Nicolás de la Rentería, religioso capuchino, el cual la trató, y aún le trasportó su equipaje a México, con la recua de mulos y negros esclavos que poseía, en cuyo tráfico estaba empleada por aquel tiempo, vestida de hombre, llamándose don Antonio de Erauso. Es de suponer que falleció en aquel reino, no siendo probable que si hubiese vuelto a España dejase de constar en alguna parte su nombre, que como hemos visto, se había hecho ya tan célebre, figurando entre los

Que a la cerviz de Arauco no domada,
Pusieron duro yugo por la espada.

En la *Historia de la vida y hechos del ínclito monarca don Felipe III*, su autor, el maestro Gil González-Dávila, dice que: "*Una mujer*, natural de San Sebastián, en la provincia de Guipúzcoa, dejando su patria, y mudando hábito y nombre de Catalina de Erauso, en la guerra se llamó Pedro de Orive; y siguiendo el destino de su suerte, se halló en la jornada que hizo a las salinas de Araya don Luis Fajardo; pasó al Perú, disimulando con el valor lo que era, y militando con esfuerzo raro, llegó a ser Alférez del Capitán Alonso Rodríguez, y tuvo parte en la batalla de Paicabí, y en todas las correrías y malocas que hubo en cinco años que duró la guerra, y en la famosa batalla de Purén.

En el siglo X de la era cristiana, las Teodoras y las Marozias intervinieron más de lo debido en las decisiones de la Santa Sede. Entonces las mujeres manejaban a los hombres –aun a los más puros– con las riendas magnéticas de las pasiones. Hoy sucede casi lo mismo, es verdad, pero siquiera hay el freno de una cultura superior.

Hace ya muchos años que entre otros curiosos manuscritos que poseía don Felipe Bauza, Director que fue del Depósito Hidrográfico de Marina, de Madrid, existía un cuaderno titulado: *Vida y sucesos de la Monja Alférez dona Catalina de Araujo, doncella, natural de San Sebastián de Guipúzcoa, escrita por ella misma*. Este cuaderno había sido copiado de otro, que existe en la Real Academia de la Historia, en la colección de M. S. S. de Indias, del sabio autor de la *Historia del Nuevo Mundo*, don Juan Bautista Muñoz; el cual, a lo que parece por una nota firmada por él mismo, al fin del citado cuaderno, le copió en Sevilla, en 24 de mayo de 1784, de un tomo en 4° de papeles varios que tenía en aquel tiempo el poeta don Cándido María Trigueros.

Recientemente se ha publicado en Barcelona (Martínez y Cía. editores) una bonita novela histórica en dos tomos, escrita por don Eduardo Blasco, con ilustraciones de don Eugenio Planas, intitulada: *Del claustro al campamento o la Monja Alférez*.

Y por último el eminente poeta cubano-francés, don José María de Heredia, autor laureado del sublime libro *Les Trophées*, escribió (París 1804). *La Nonne Alférez*. Esa interesante obrita ha sido impresa y circulada en Francia, por la acreditada casa de Alphonse Lemere.

La relación del señor Heredia termina así:

"*Elle disparait sans retour. Mourut-elle dans son lit, de sa triste mart, comme dit un chroniqueur militaire? D' aucuns prétendent que son convoi de mules fut attaqué et qu'elle fut detroussée et assasinée par une bande de ces braves gens gut, dés lors, battaient les grands chemins, au Mexique. Son corps fut sans doute jeté quelqu' une de ces ravines profondes qui bordent la route de Vera Cruz a Mexico. D'autres croi' ent qu'elle fut emportée par le Diable*".

El señor Heredia es un admirable poeta, pero no fuerte historiador, porque desconoce el verdadero y noble carácter de los mexicanos, así como la índole exacta de las guerras civiles en la grandiosa tierra de Juárez. Los guerrilleros mexicanos mataban a sus contrarios, peleando, pero no asesinaban.

D. Juan Pérez de Montalbán escribió en España una *Comedia famosa* sobre la Monja Alférez, que concluía de este modo:

*Pues con aquesto, y pidiendo
perdón, tenga fin aquí
este caso verdadero.
Donde llega la comedia,
han llegado los sucesos,
que hoy está el Alférez Monja
en Roma, y si casos nuevos*

Enriqueta calló entonces, bajando la cabeza, y quedándose pensativa.

Primera Parte. Capítulo XXIV: Travestissments

Después de algunos minutos, Enriqueta Faber continuó[96]:
–La práctica de que los hombres se vistan de mujeres, y las mujeres

diesen materia a la pluma,
Segunda parte os prometo.

Recomendamos todavía a los que quisiesen estudiar a fondo la maravillosa vida de Catalina de Erauso, que lean el precioso y rico trabajo publicado por la ilustrada duquesa de Abrantes, acerca de dicho asunto, en *Le Musée des families* (1838-1839) y las *Nouvelles et Chroniques* de M. Alexis de Valon (Dentu, 1851).

En cuanto al fin misterioso de la heroína, nuestra opinión es que probablemente el mismo rey de España daría órdenes secretas al tribunal de la Inquisición en México, para que pusiera en reclusión perpetua a Catalina. No se podía olvidar que ella había sido monja, y que con su conducta liviana y escandalosa, daba a cada momento los más perniciosos ejemplos en el régimen severo de las costumbres del virreinato.

No ha sido de esta opinión el eminente literato sudamericano D. Ricardo Palma, pues en su precioso episodio "*A Iglesia me llamo*" (véase la pág. 47, tomo II de sus *Tradiciones peruanas*; edición de Montaner y Simón, en Barcelona, año de 1894), concluye así: "Como no ha sido nuestro propósito historiar la vida de la Monja Alférez, sino narrar una de sus originalísimas y poco conocidas aventuras, remitimos al lector que anhele conocer por completo los misterios de su existencia, a los varios libros que sobre ella corren impresos. Bástenos consignar que Dª Catalina de Erauso regresó de España; que cansada de aventuras ejerció el oficio de arriero en Veracruz, y que murió, en un pueblo de México, de más de setenta años de edad; que no abandonó el vestido de hombre y que no pecó nunca contra la castidad, bien que fingiéndose varón engatusó con carantoñas y chicoleos a más de tres doncellas, dándoles palabra de casamiento y poniendo tierra de por medio o llamándose andana en el lance de cumplir lo prometido".

El erudito escritor chileno D. J. V. Lastarria publicó un precioso artículo, acerca de un incidente de la aventurera vida de *La Monja, Alférez*, bajo el título de: "*El Alférez Alonso Díaz de Guzmán*". Ese trabajo fue reproducido en el magnífico semanario de esta capital *La Habana Elegante*, el 10 de julio de 1894.

[96] [Nota de Clemente Vázquez] En la nota nº 10 (página 34), manifestamos las razones que tuvimos presentes para creer que el apellido de nuestra heroína era Faber, y no Fabes. Es evidente que el primero de dichos nombres ha sido el usado, en diversas naciones, por algunas familias. Además del gran constructor de lápices, Juan Lotario

de hombres, es tan antigua, que costaría gran trabajo averiguar cuáles fueron los primeros casos de *travestis*, como dirían los franceses. En lo general el cambio de trajes, en ambos sexos, ha reconocido por origen cierta perversión moral o un grado extraordinario de atolondramiento, pero en muchas ocasiones se ha debido el disfraz a las exigencias del amor o a los impulsos de los sentimientos patrióticos. Esto creo haberlo dicho antes, y no me cansaré de repetirlo.

Por lo común, la mudanza de los vestidos se verificaba en los países accidentales de Europa, en los bailes de máscaras o en el teatro[97]. En España llegó a ser necesario que entre las instrucciones para la concurrencia a los bailes, figurase la siguiente, dictada en 1767: "Se prohíbe estrechamente que nadie pueda vestir el traje que no sea de su sexo, porque a descubrirse, no podrá menos de procederse pronta y rigurosamente contra el infractor".

En los días de Carnestolendas, pocos jóvenes dejaban de disfrazarse con vestimentas de sus hermanas, de sus novias, de sus madres o de sus criadas, y tradicionales eran las parejas de las clases bajas que recorrían las calles y paseos; él, alto y desgarbado, escoba al hombro, ataviado con un gorro de niño y una camisa de mujer, por debajo de la que asomaban los calzones, llevando tapada la cabeza con grotesca careta de cartón; ella, baja y regordeta, con el moño envuelto en un pañuelo de

---

Faber (de Nürenberg), hubo el Revdo. P. Federico Guillermo Faber, sacerdote del oratorio de San Felipe Neri, de Londres, cuyas *Conferencias espirituales* se publicaron en Madrid en 1877.

[97] [Nota de Clemente Vázquez] En la novela y el drama modernos se ha usado este recurso con bastante frecuencia. Víctor Cherbuliez, en *El Conde Kostia*, convierte a su hija Estefanía en un adorable Esteban. Gilberto Savile sintió por dicho joven profunda simpatía, y cuando el misterioso suceso se aclaró, y el impresionado amigo pudo amar a Estefanía, Gilberto escribió en su *Diario* los más bellos y delicados pensamientos sobre aquella *metamorfosis de un lirio*. Negó que los compromisos breves fueran los mejores, y concluyó diciendo que, cuando se sabía escoger, las locuras divinas eran precisamente las interminables.

Una doctrina diversa defendió el incomparable estilista, el sublime pintor de paisajes *humanos*, Teófilo Gautier, en su famosa novela *¿Hombre o hembra?* que profusamente ha circulado por España, con la denominación de Mademoiselle de Maupin.

El asombroso Shakespeare no despreció el recurso de hacer llevar a sus heroínas el traje masculino. En *El mercader de Venecia* el LETRADO se convirtió en Porcia y el PASANTE resultó ser Nerissa.

Pudieran citarse numerosos e interesantes casos, análogos a estos.

seda, sobre el que ostentaba un viejo sombrero de copa; con una mugrienta levita abrochada, que no se amoldaba a las naturales ondulaciones de su cuerpo; con unos pantalones tan ceñidos por las caderas, que parecía que iban a estallar, y tan cortos de cintura que amenazaban caerse, y cubierto el rostro con un antifaz de seda, cuya ligera parte inferior, impulsada por el aliento o movida por el aire, descubría a veces la mórbida y limpia barba de una mujer.

El célebre literato D. Francisco de Rojas dijo en su *Loa de la Comedia* que en tiempo de Lope de Rueda se introdujeron danzas y casamientos, porque antes hacían los papeles de mujer, muchachos; que en 1586 el representar, no sólo mujeres, sino mujeres vestidas de hombres, que provocaban más, y ciertas libertades histriónicas, excitaron escrúpulos y dudas sobre lo lícito o ilícito de las comedias; y en el mismo siglo XVI, el autor de un papel sobre *Abusos de comedias y tragedias*, señalaba entre estos "que se iba introduciendo que representasen mujeres en lugar de muchachos"; aunque esto de representar muchachos, vestidos de mujer, de buen parecer, y acicalados, lo tenían algunos *por mayor inconveniente*; opinión esta última confirmada en las mismas palabras, a principios del siglo XVII, por los teólogos portugueses que dieron dictamen en favor de las comedias.

Pero en los casos antiguos y modernos de *travestissements* teatrales, más que la afición a usar trajes distintos de los que corresponden al sexo, lo que aparece es la necesidad o la conveniencia, el efecto escénico o la broma, y bajo este punto de vista, el disfraz resulta disculpable, aunque no siempre se tenga por provechoso y honesto.

Repasando la historia, infinitos casos podrían citarse de esos cambios de trajes, unas veces motivados por la degradación moral, como en el caso de Nerón, que llevaba en su carroza al esclavo Esporo, vestido de Emperatriz; otros por la curiosidad, como en el de Clodio, cuando comprometió a la mujer de César, introduciéndose con ropas de mujer en una fiesta a la que no podían concurrir los hombres; ya por estímulos de arrojo varonil y belicoso en hembras ansiosas de empresas atrevidas, como la celebérrima Monja Alférez, y otras muchísimas, o comprometidas en aventuras criminales, como la famosa María Frith, que en tiempos de Carlos I de Inglaterra *alternaba* con el salteador Smull-Sack; ora a impulsos del amor, para seguir a su amante, como se cuenta que siguió a Gabriel Telles a Salamanca, la poetisa sevillana Dª Feliciana Enríquez de

Guzmán; ora impelidas por el natural temor que, en trances peligrosos y en épocas de persecuciones políticas, ha obligado a hombres y mujeres a buscar su salvación y a favorecer su fuga, bajo el primer disfraz hallado a mano; ora, en fin, para no hacer esta relación interminable, por propios antojos sin malicia, o por absurdos caprichos de los padres[98].

–Tenéis una memoria felicísima, y una portentosa erudición –se vio precisado a decirle mi tío a la entusiasmada Enriqueta.

–No es de extrañar –replicó ella–. En el estado excepcional de mi existencia, nada me ha preocupado tanto como la cuestión referente al capricho de vestirme de hombre. Por lo tanto, he hojeado multitud de libros, he repasado sin cesar las citas de los clásicos, he apuntado, releído y recordado los casos que me favorecían, y uno de mis principales negocios ha sido ése. En realidad he llegado a ser especialista en asuntos de disfraces. Pero si no estáis demasiado aburrido de escucharme, continuaré disertando respecto del asunto, ya que pusisteis el dedo en donde más me dolía. Oíd:

La perniciosa debilidad de los padres –de que antes hablaba– debía ser frecuente en los siglos pasados, cuando hasta los poetas escribieron comedias satirizándola, como la de don Francisco de Villegas, *Lo que puede la crianza*, en que hay un D. Pedro Moncada que lleva a su hija a la guerra de Flandes vestida de hombre, aplicándola a las armas, y deja en Madrid un hijo a quien la madre había educado en hábitos y modales femeninos, costándole al D. Pedro gran trabajo a su regreso vencer en uno y otro las inclinaciones adquiridas, contrarias a las propias de su sexo respectivo.

Entre estos casos, unos de propia extravagancia, limpia de torpeza y de malicia, y otros de ridículo y deplorable capricho paternal, hay dos, que ahora recuerdo, verdaderamente curiosos y notables, por tratarse de personas que han adquirido justa celebridad: el de Timoleón, Abate de Choisy, escritor notable, que figuró en el siglo XVII y que llegó a ocupar un sillón en la Academia Francesa; y el de Moina, la hija de M. Faulevet de Bourrienne, el amigo de la infancia, secretario y confidente de Napoleón (después su mortal enemigo).

---

[98] [Nota de Clemente Vázquez] Estos y otros datos del presente capítulo están copiados del magnífico artículo que publicó el Sr. Felipe Pérez y González, bajo el título de *Chucherías históricas*, en *La Ilustración Española y Americana* de Madrid, octubre 30 de 1893.

La madre del Abate Choisy –Celia– una de las *preciosas* más célebres del tiempo de Luís XIV, para agradar al Cardenal Mazarino, vestía a su hijo de niña, con trajes de seda, pendientes en las orejas, lunares en las mejillas y ricos collares al cuello, y así lo llevaba a Palacio, donde jugaba con el Duque de Anjou, después Duque de Orleáns, hermano del Rey, quien, de igual modo vestido, se entregaba a aquellos gustos frívolos que favorecía el prudente Ministro[99]. Francisco Timoleón era muy bello y tenía una figura lindísima: escuchó muchos elogios por su extraordinaria hermosura, y aquellas alabanzas y aquella perversa educación le hicieron no perder la afición deplorable a los afeites, trajes y modales femeninos, aun siendo ya hombre, hasta que en edad madura, una enfermedad grave que le tuvo a las puertas de la muerte movió su corazón a un arrepentimiento que antes no lograron consejos amistosos, censuras respetables, ni correcciones eclesiásticas. Vestido de mujer iba a los paseos, a los bailes, a los teatros, y aun a los templos; vestido de mujer estaba en su casa, obligando a los criados a llamarle *Madame de Sanzi*, y con este traje y este nombre trabajó como *actriz* en un teatro de Burdeos. El Duque de Montausier reprendióle un día severamente, estando en el palco de la Ópera, y en presencia del joven Delfín.

Convengo –le dijo con rudo acento el austero Gobernador–; convengo, caballero o señorita, porque no sé cómo llamaros, en que sois muy lindo o muy linda; pero no tenéis rastro de vergüenza en llevar esa ropa y en darlas de mujer, cuando sólo tenéis la fortuna de no serlo. Idos, id a ocultaros.

–Al señor Delfín parecéis así tan mal, como a mí me parecéis.

El Príncipe, que había oído con asombro la filípica del Duque, se apresuró a responder:

–Perdonadme, si os contradigo; pero yo la encuentro *¡deliciosa como un ángel!*

De la hermosa Moina, la Condesa de Bassanville, en sus *Recuerdo anecdóticos de los salones de París*, refiere la desagradable aventura que le ocurrió, yendo sola, a caballo y vestida de hombre, por el Bosque de Boulogne; aventura que le hizo abandonar para siempre aquel traje, que desde pequeña vestía por gusto de su padre, quien se había empe-

---

[99] [Nota de Clemente Vázquez] Chasles, en su *Historia anecdótica de los cuarenta sillones de la Academia Francesa.*

ñado en *metamorfosearla en varón*, desesperado por no tener un heredero de su nombre. Cuenta la Condesa que habiéndose extraviado la joven por el bosque, encontróse con unos cuantos militares, jóvenes también, alegres y aturdidos que, rodeándola, la invitaron a ser *uno* de la partida. Iban a comer juntos, y eran trece; necesitaban un décimo cuarto que anulara el influjo del número fatal. La joven no podía resistir sin descubrirse, y tuvo que ceder. Al principio de la comida todo fue bien; pero pronto el vinillo calentó las cabezas y desató las lenguas y la pobre muchacha tuvo que oír anécdotas, frases, canciones y preguntas capaces de ruborizar, no ya a una doncella honesta, a un cabo de dragones. Por fin de fiesta uno de los comensales le armó querella injuriándola por su natural timidez, desmayóse la joven, se descubrió el misterio, reveló ella, pasado el síncope, el nombre de su padre, y contenidos y aún despejados los militares por el asombro y el respeto, la acompañaron a su casa, donde se dio prisa en ponerse el traje de una de sus hermanas, colgando para siempre los pantalones.

En Francia, estos *travestissements* se repetían con tal frecuencia, que María José Chenier, en la dedicatoria de su drama *Carlos IX* (diciembre de 1789) dice que: "se veía en la nación a hombres y mujeres, sin pudor y aun sin pasiones, trocar de sexo, por decirlo así, y deshonrarse mutuamente por este cambio monstruoso".

Entre que la mujer se vista de hombre y el hombre se vista de mujer, lo primero podrá ser risible, y tolerable hasta cierto punto. En cuanto a lo segundo, yo, cómo los teólogos portugueses, respecto a que los muchachos lindos y acicalados representasen papeles de mujeres en las comedias... creo que se presta A MAYORES INCONVENIENTES[100].

---

[100] [Nota de Clemente Vázquez] Perdónenos el señor Felipe Pérez que nos hayamos apropiado de varios párrafos del interesante trabajo suyo que incluimos casi literalmente en el presente capítulo; pero nos parece que es bueno que sus ideas circulen, para lección oportuna y enmienda provechosa, de los que se burlan de Dios y de la sociedad, queriendo ocultar o modificar el sexo con que les dotara la Naturaleza. El autor de este libro, como hijo de Cuba, siente rubor infinito y tristeza profunda al pensar que en la culta capital de la Isla, en donde vivió muchos años y se recibió de abogado, haya personas que toleren que anden por las calles, en actitudes nada viriles, con mucho polvo de arroz en la cara, colorete en las mejillas y rizos asquerosos en los cabellos ocupados en comercios repugnantes los individuos llamados con cierta condescendencia punible, nada más que *afeminados*. El mismo autor recuerda, con orgullo de su concien-

Segunda Parte. Capítulo VI: Buen obispo para mal obispado

Los cubanos debieran perdonarle a don Manuel Godoy, Príncipe de la Paz, todos sus errores, verdaderos o inventados, solamente por el inmenso bien de haber influido en que viniese a La Habana en calidad de obispo, el inolvidable Vicario de Jesucristo don Juan José Díaz de Es-

---

cia, que practicando como estudiante en el bufete del ilustrado jurisconsulto y literato, querido maestro suyo y todavía catedrático de Derecho en la Real Universidad de La Habana, Doctor don José María de Céspedes, pidió en un esforzado dictamen fiscal, que a *los cuatro primeros afeminados* que se atrevieron, en 1867, a instalarse en una *casa reservada* de La Habana, para objetos ilícitos y bestiales, se les aplicara *la pena de muerte*, conforme a las antiguas y severas leyes españolas. El castigo no le pareció, ni le parece hoy, demasiado cruel. Con mucha menor razón fueron quemados vivos por la Inquisición algunos millones de herejes, y se mataban a pedradas a las adúlteras en las plazas de Judea. El creador de este libro opina, y opinará siempre, que la mujer debe agradecerle a la Providencia que la haya adornado con todas las gracias y bellezas, convirtiéndola en soberana absoluta del amor, de la ternura y del sentimiento; mientras que el hombre, fuerte y arrogante, ágil y activo, ¿por qué y para qué ha de prescindir en ningún caso del prepotente vigor de su organismo? Si no existieran mujeres, ¿quién calmaría las desesperaciones de la vida? Si no hubiera hombres, verdaderamente *hombres* ¿acaso sería la Patria el más augusto de los ideales, defendido por los héroes?

Y sin embargo de todo lo expuesto, en términos generales, ha habido casos en que las *mujeres-hombres* han sido justa y debidamente estimadas, como excepción. Bien sabido es que la ilustre Amantina Aurora Dupín, baronesa Dudevant, iba al teatro, vestida de hombre y en compañía de su *íntimo colaborador* Julio Saudeau. Amantina, adoptando el nombre de Jorge Sand, se inmortalizó en las páginas de sus obras seductoras, y se cuenta que el traje masculino le estaba a las mil maravillas. En la calle, en el paseo, en todas partes se le encontraba con su *redingote* entallado, sobre el que caían, cubriendo su cuello, los rizados bucles de los cabellos negros más hermosos del mundo, con su ligero bastoncito en la mano y con el cigarrillo entre los labios, *haciendo de caballero* con un aplomo verdaderamente gracioso.

Existen retratos característicos de Jorge Sand, ha dicho Emilio Zola. El más antiguo es un grabado de Calamatta, tomado de un cuadro de Ary Scheffer. Jorge Sand tenía entonces 36 años. Era ancha de hombros, de cabeza enérgica y algo prolongada, de amplitud de rasgos y con magníficos ojos, que le prestaban un carácter de belleza tranquila. Jorge Sand tuvo la vejez serena de los árboles, elevada la frente, la piel tostada por el sol y con algunas ráfagas de juventud maravillosa, semejante a esos vástagos de verdura que vemos brotar bruscamente, en la primavera, sobre los troncos casi muertos.

La Ilustración Artística de Barcelona en su número correspondiente al 3 de abril de 1893, publicó el retrato de la eminente pensadora y escritora gallega doña Concepción Arenal, que falleció en Vigo en enero de aquel año, a los 74 anos de edad. En el dibujo pada y Landa, hijo de Arroyave, en la provincia de Álava, y uno de los más grandiosos y desinteresados benefactores de la moralidad y de la educación popular en la floreciente Antilla. En consecuencia, muy pronto se convencieron los españoles ultramarinos de que el señor Espada, aunque nativo de la Península, no cedía a ningún habitante de las hermosas tierras americanas, en amor verdadero a sus hermanos de Cuba.

Cuando vacó la mitra de La Habana por muerte de Trespalacios, los frailes vivían en la Isla en tal corrupción, que al ser reprendido por el señor Espada uno de ellos, llamado Goudsa, que acababa de ser guardián y a quien todo el mundo conocía por verle continuamente ebrio, contestó al Prelado, que "él no era jugador ni cometía otras faltas obscenas, y que sólo se emborrachaba por no presenciar los vicios de sus compañeros"[101].

El señor obispo Espada introdujo en toda su Diócesis la más austera y bien organizada disciplina eclesiástica; hizo, construir el primer cementerio, que lleva su nombre, para impedir que en contra de los preceptos de la higiene pública continuaran los enterramientos en las iglesias, según antigua práctica, y lo cual les gustaba a los malos clérigos, para cobrar y percibir por ello derechos pecuniarios muy crecidos; fomentó, más que nadie, la instrucción de la juventud; ayudó eficazmente a Varela, en la lucha contra las preocupaciones escolásticas; introdujo los estudios de hidrostática, magnetismo, electricidad propiamente dicha, galvanismo y astronomía; envió a su costo a la Corte de Madrid al Dr. D. Juan Bernarde O'Gaban, a asistir como alumno observador al Instituto Pestaloziano, con el propósito de establecer en Cuba aquel sistema, lo más pronto posible; fue el creador en La Habana, de los primeros establecimientos de gimnasia, y sobre todo repetía sin cesar, en las conversaciones privadas y en sus pláticas episcopales: "Es necesario que terminen las desconfianzas y los recelos políticos: todos somos españoles, con iguales derechos y las mismas obligaciones; el cielo es amigo de la libertad y del progreso, dentro de la justicia, de la paz y del amor".

---

se ve a la insigne publicista, con la levita cruzada que solía ponerse, cuando tenía que ir acompañada de su marido, o de cualquiera otro pariente, a ejercer lejanas obras de beneficencia, o a efectuar estudios detenidos sobre los establecimientos carcelarios.

[101] [Nota de Clemente Vázquez] Así lo afirma el severo historiador don Justo Zaragoza.

La primera vez que el Coadjutor tesorero le fue a entregar la remuneración mensual que por la ley le estaba señalada, le dijo sin vacilar, tomando en la mano varias onzas de oro: esto para las obras del cementerio, esto para la redención de cautivos, esto otro para los niños abandonados y esto para los hospitales; además remita usted estos cincuenta pesos a la Casa de Dementes; reúna estas dos onzas a los fondos destinados a la desecación de las insalubres lagunas del Campo de Marte, y cuide de comprar algunos libros selectos para los premios de las escuelas de menesterosos". El Coadjutor se quedó atónito: el señor obispo nada dejó para sí, y al otro día se le tenía lástima en la ciudad, diciéndose que Su Ilustrísima era loco.

Mientras tanto, en las altas horas de la noche, él se iba solo a los jardines de su Palacio, y allí, en presencia de sí mismo, recogido, apacible, adorando, comparando la serenidad de su corazón con la tranquilidad del éter, conmovido en medio de las tinieblas por los visibles esplendores de las constelaciones y las magnificencias invisibles de Dios, abría su alma a los pensamientos que caen de lo desconocido. En aquellas circunstancias, agitándose su conciencia en el momento en que las flores ofrecen sus perfumes, y los tibios destellos de los lejanos astros alumbran como lámparas en medio de las sombras, derramando sus encantos como un éxtasis, por entre las galas universales de la creación, no habría podido, tal vez, decir él mismo, lo que pasaba en su espíritu: sentía que algo se desprendía de él y volaba, y que algo descendía sobre él. ¡Cambios misteriosos de los abismos del alma con los abismos del Universo![102]

Pensaba en la grandeza y en la presencia de Dios; en la eternidad futura, misterio extraño; en la eternidad pasada, misterio más extraño aun; en todos los infinitos que se abismaban a sus ojos, en diversos sentidos, y sin tratar de comprender lo incomprensible, le miraba. No estu-

---

[102] [Nota de Clemente Vázquez] Nos hemos decidido a copiar ó imitar aquí varios párrafos del célebre obispo de *Los miserables* de Víctor Hugo, para infiltrar en el espíritu de los nobles cubanos, el más puro de los amores, y una verdadera adoración hacia la memoria inmaculada del señor Espada, más grande y virtuoso para nosotros que la simpática figura de M. Carlos Francisco Bienvenido Myriel. Cuando se le eche en cara a la nación española que hubiera mandado a Cuba empleados poco afortunados en su administración, se deben recordar también, para ser justos, los Capitanes generales como Someruelos, los intendentes como Ramírez y los obispos como Espada y Landa.

diaba a Dios, porque Dios le desvanecía. Sentábase en un banco de madera, respaldado en una parra decrépita; miraba a los astros al través de las mezquinas y raquíticas sombras de sus árboles frutales. Aquel palmo de tierra tan pobremente plantado, tan obstruido de cobertizos y de escombros, era su delicia, y le bastaba. ¿Qué más había de necesitar aquel anciano que distribuía los ocios de la vida, de una vida que tan pocos ocios tenía, *entre jardinear* de día y contemplar por la noche? ¿No era suficiente aquel estrecho cercado, cuya bóveda era el cielo, para poder adorar al Eterno, al mismo tiempo, en sus obras más hermosas y en sus hechos más sublimes? Efectivamente, en la vida no se reduce todo a esto. ¿Y qué más había de desearse, que un reducido jardín para pasear y la inmensidad para soñar? A sus pies, lo que se podía cultivar y recoger; sobre su cabeza, lo que era susceptible de estudio y de meditación: algunas flores sobre la tierra y todas las estrellas en el cielo.

Esto era lo que él creía.

Lo que él practicaba, parecía claro. Reclinábase sobre todo el que gemía, sobre todo el que expiraba. El universo se ofrecía a sus ojos como una inmensa enfermedad; en todas partes sentía la fiebre, por todas partes iba como auscultando el sufrimiento; y sin tratar de descifrar el enigma, sólo se preocupaba de curar la herida. El formidable espectáculo de las cosas creadas, desarrollaba en él la ternura; únicamente se ocupaba en hallar para sí y en inspirar a los demás el mejor modo de compadecer y de aliviar. Todo cuanto existe era, a los ojos de aquel raro y buen sacerdote, un objeto permanente de tristeza, que necesitaba consuelos. Hay hombres que se ocupan de la extracción del oro, él se ocupaba de la extracción de la piedad. Su mina era la miseria general. El dolor era para él, siempre y en todas partes, una ocasión de bondad. En el mundo exterior ni investigaba, ni agitaba las cuestiones misteriosas. En su alma tenía grabado el respeto a la sombra simbólica, el respeto a la oscuridad.

Por todo esto quise, antes de marcharme de La Habana, descargar mi consciencia del peso enorme de un crimen. Le pedí una confesión de todas mis culpas, en medio de aquellas meditaciones suyas, durante la soledad de la noche, cuando las flores, las brisas y las estrellas llenaban su noble alma de resplandeciente conmiseración, y el obispo me concedió lo que yo solicitaba. Si te encuentras culpable, desgraciado joven, me dijo el santo prelado, comienza por arrodillarte y orar. Dios sin duda te perdonará, supuesto que al avergonzarte de tu culpa y al analizar los horrores de tu conciencia, das señales de estar bañado por las primeras luces de la divina gracia. Con el arrepentimiento y la penitencia, el pecador le da a Dios todo lo que puede darle: su dolor, sus lágrimas, sus votos sinceros de enmienda y corrección; porque como Ariosto lo cantó en su *Orlando furioso*, pudiera siempre decir el penitente absuelto, recordando la bella traducción de D. Jerónimo de Urrea:

> *No debo por dar poco, ser culpado,*
> *pues cuanto puedo dar, todo os lo he dado.*

O como dijo el poeta italiano:

> *Né che poco io vi dia da imputar sono,*
> *Ché quanta io posso dar, tutto vi dono.*

SEGUNDA PARTE. CAPÍTULO VIII: LA SEÑORITA JUANA DE LEÓN

–Ilustrísima –le dije al Sr. Obispo.

–Por ahora, no soy más que un sacerdote. Llámame *padre*, que era el vocablo predilecto del hijo de Dios.

–Padre (y al decir esto me arrodillé y prorrumpí en sollozos), mirad en mí a una gran criminal. Me casé con una joven, y yo soy también mujer, vestida de hombre. Me he mofado de la religión y del altar. Compadeced a la sacrílega…

El santo obispo me dio la mano con ternura, me hizo sentar a su lado en una banca de bejucos silvestres, enjugó mis lágrimas con su pañuelo de finísimo olán batista, y replicó: prosigue, hija mía. El conocimiento del mal es el hallazgo del remedio: *cognitio morbi, inventio remedii*.

A mediados de 1819, seguí diciendo, me trasladé de Santiago de Cuba (a donde hacía pocos meses que había llegado) a la modesta población de Baracoa, no sólo porque yo no quería entrar en competencia con los médicos de aquella populosa ciudad –entre otros motivos porque aún no había podido incorporarme, previo examen, al Protomedicato de la Isla– sino porque temía que mi verdadero sexo pudiera ser descubierto en un movimiento tan grande, como el que allí había, de todas clases de personas inteligentes.

Cierta tarde –y aquella fue una de mis primeras visitas de médico en Baracoa– fui buscada para asistir gratuitamente, o sea por caridad, a una joven llamada Juana de León, la cual era huérfana y vivía al único amparo de una señora bastante anciana, de oficio lavandera, llamada Luisa Menéndez. Aquella joven comenzaba a padecer de la terrible tisis, *la enfermedad sagrada*[103,] como la denominó un poeta, que por lo regular ataca a las personas de espíritu superior o de un delicadísimo temperamento nervioso.

El *bohío* de la pobre paciente y de su madrastra o protectora no podía ser más humilde: por paredes tenía *yaguas*, por techumbre las pencas de las *palmas reales*, y como sólido pavimento, la colorada tierra endurecida por el tiempo y las pisadas de los moradores. Aquella niña, supuesto que apenas había traspasado los umbrales de los veinte años, me inspiró desde los primeros momentos una lástima sincera y profunda, le hice varias y frecuentes visitas, y un día, después de haberlo meditado mucho, la invité a dar conmigo un corto paseo a caballo, por un hermoso potrero de las cercanías, del cual era dueño uno de mis mejores clientes. Salimos muy temprano (seguidos a alguna distancia por la Sra. Dª Luisa), cuando los negruzcos *solibios*, de amarilla cola, comenzaban a entrelazar o coser con los delgados hilos vegetales, las hojas de las matas de plátano, para la construcción de sus admirables nidos, formando una especie de hamaca, que les sirviese a la vez de defensa contra los enemigos y de techo contra las lluvias.

–Juana –le dije–, ¿qué piensa usted acerca de su porvenir? ¿No ha reflexionado que alguna vez pudiera morir la anciana señora que le cuida y protege, quedando usted en el mundo tan sola como desvalida?

–Sí, lo he pensado, doctor. ¿Pero qué quiere usted que haga yo, cuando cada día que pasa me siento más débil, y no puedo ni siquiera

---

[103] [Nota de Clemente Vázquez] La horrible tuberculosis pulmonar; la enfermedad poética y avara que, en concepto del dulce literato colombiano Daniel Mantilla (Abel Karl), se refugia de preferencia en el seno de las criaturas privilegiadas por el talento, la belleza y el sentimiento, semejante a esos gusanos que se alimentan con flores, y escondidos en el cáliz de las más bellas, las devoran y se embriagan con su último perfume: la enfermedad de Molière, de Bellini, de Millevoye, de Bastiat, de Guisti, de Heredia, de Emilia Manin y de Beatrix Arboleda.

No se confunda este caso con el de la lepra, denominado también "el mal sagrado", durante los tiempos bíblicos, porque se le suponía ordenado por Dios para castigar severamente a los seres licenciosos, dominados por la crápula.

leer, durante muchas horas seguidas, los pocos, pero buenos libros que me dejaron mis padres?

–Pues escuche, ¡oh! dulce amiga, lo que le voy a decir: usted me ha producido un afecto muy sincero, atrayéndome por la simpatía. Me inspira usted a la vez compasión y cariño, y yo quisiera casarme con usted; pero no con el ánimo de que llegue usted a ser madre, y pueda tener más o menos tarde una larga familia, sino con el doble objeto de que prolongue su vida, y de que me sirva usted de compañía, de consuelo y hasta de estímulo para luchar con la sociedad. No me interrumpa usted, se lo suplico. Veo que se pone sonrosada, que quiere decirme que no, que está dispuesta a llorar, porque se imagina que pretendo burlarme de su enfermedad y de su desgracia, pero no es así. No me interrumpa usted ni incline la cabeza, y espere pacientemente que termine mi confidencia. Mi vida se funda en un terrible secreto, que en estos momentos no puedo revelarle; quizás lo haga más tarde, pero al presente es imposible. Si usted se casara de *verdad*, como las demás mujeres, muy pronto sucumbiría. Mi temperamento frío como el mármol, no necesita de las fuertes impresiones del amor material.

La enfermedad de usted puede curarse con grande tranquilidad, una buena alimentación, y los prolijos cuidados de un médico como yo, que la atienda de cerca. No me conteste ahora, piénselo bien, y cuando usted lo desee, inmediatamente realizaremos el proyecto. Yo soy protestante, pero por hacerla feliz, y buscar la paz para mi alma, me convertiré al catolicismo. Ante el mundo seremos dos esposos, pero en lo íntimo de la vida matrimonial no habremos de acordarnos sino de que somos dos amigos, dos hermanos discretos y leales...

Detuve entonces mi caballo para esperar a Juana que se iba quedando algo detrás, andando muy despacio y abstraída en las naturales cavilaciones, a causa de mi violenta proposición. En la pintoresca finca las vacas y las ovejas comenzaban a guarecerse del sol, debajo de los *guayabales*; los potros retozones se lanzaban a mojar sus crines en la linfa de los arroyuelos, y por encima de nuestras cabezas pasaban las animadas *garzas azules*, los *sabaneros* y los *pitirres*, en dirección a los vergeles de las cercanas lomas.

Juana se aproximó a mí, agitada por el rubor, me dio su delgada mano que ardía con la fiebre de su mal y con la intensidad de la emoción, y sólo me respondió: *¡Pero si siento morirme!*

Sus lágrimas se confundieron entonces con la mías y sus besos con mis besos. ¡Ah! digno y virtuoso padre; creo que en esas circunstancias hice una verdadera obra de filantropía, proporcionándole a aquella infeliz todo lo que yo podía ofrecerle, con noble desinterés, para su completa dicha.

Date obolum, murmuró Su Ilustrísima.

SEGUNDA PARTE. CAPÍTULO IX: ¿QUIÉN HUYE DE LA CONCIENCIA?

No transcurrieron muchos días, padre mío, sin que el espantoso sacrilegio quedase consumado. Las diligencias preparatorias del matrimonio fueron arregladas por un amigo y protector de Juana, el licenciado don José Ángel Garrido, y el 11 de agosto de 1819, después de haber recibido yo las santas aguas del bautismo, en la religión de Nuestro Señor Jesucristo, de conformidad con los preceptos de la Iglesia Católica, Apostólica, Romana, fui desposada y velada, con aquella pobre víctima, por el presbítero don Tomás Vicente Sores, en comisión de don Felipe Sanamé, cura rector por S. M. de la iglesia parroquial de la ciudad de Nuestra Señora de Baracoa. La partida de mi casamiento se asentó a fojas 126 del libro corriente de matrimonios de blancos, de la expresada feligresía, y en ella se dice que: *Se corrieron las tres proclamas, según lo dispuesto por el Santo Concilia de Trento; previas la licencia del Gobierno del Vice-Parente y del mayor de la pretendida, la información necesaria, la confesión y la comunión;* haciéndose constar que mi consorte era hija legítima de Buenaventura y de María Manuela Hernández, ambos fallecidos, y apareciendo como testigos don Antonio Juno y don Manuel Navarro.

Durante los primeros meses de nuestro matrimonio pudimos considerarnos muy felices, no sólo porque Juana parecía mejorarse cada vez más, sino a causa de que el público me hacía ganar mucho dinero, dándome la reputación de un médico excelente, activo y caballeroso. Por instigaciones de mi mujer yo hacía frecuentes obras de caridad, aun a media noche, cuando cualquier infeliz tocaba a mi puerta en demanda de los auxilios profesionales a que estaba dedicada. Pero más tarde, es decir, a principios de este año de 1820, comenzaron a notarse en mi modesto hogar las nubes de dolor. El licenciado Garrido visitaba a mi esposa con tanta asiduidad, especialmente a las horas en que yo no estaba presente, según no tardé en saberlo, que el hecho llegó a infundirme terribles sospechas. Juana, que al principio se había contentado con el matrimonio pasivo que yo le había propuesto, con ruda franqueza, en la plácida tarde en que le declaré, no mi amor, sino mi afecto y mi compasión hacia ella, se entregó a un silencio y a una cavilación desesperantes para mí. Llegaba yo a casa, después de alguna visita; me sentaba a comer a la mesa, y apenas nos hablábamos. Por otra parte, como en Baracoa no figuraban entonces más que dos médicos, ancianos ambos, y que no querían o no podían montar a caballo, para ver a los enfermos en las fincas lejanas, se había tolerado que yo curase, y hasta se me dio un permiso verbal por la autoridad correspondiente, para hacerlo. Sin embargo, mi luna de miel, como marido, y mi rico noviciado como médico, se tornaron de repente en una situación demasiado sombría. Mis colegas, sin duda por envidia, principiaron a hacerme sorda guerra. Algunos *guajiros* miraban socarronamente mi abultado pecho, mis delicadas manos, mis pies, sumamente pequeños, y se sonreían con notoria malicia. Una vez sorprendí a varios empleados de un cafetal, diciendo que yo parecía un *médico-mujer*. Comprendí que se murmuraba de mí, y temí fundadamente, como los hechos posteriores se encargaron de demostrármelo, que mi esposa hubiese recogido algunos de aquellos rumores. ¿Cuándo la calumnia, o mejor dicho la maledicencia, ha dejado de propagarse velozmente, para que llegue a los oídos de las personas a quienes las noticias, verdaderas o falsas, lastimen con mayor vigor, y con una intensidad más honda?

Así sucedió en efecto.

Acabábamos de almorzar, un domingo, enteramente solos, porque la Sra. Doña Luisa, aquella señora lavandera que recogió y mantuvo a mi mujer en tiempo de su orfandad, había salido a visitar a unas antiguas amigas.

Juana, con aspecto medio triste, medio severo, se sentó junto a mí en un modesto canapé, y me dijo:

–Enrique, cuando me ofreciste casarte conmigo, se escaparon de tus labios algunas palabras misteriosas. "Mi vida, me dijiste, se funda en un terrible secreto que en estos momentos no puedo revelarte; quizás lo haga más tarde, pero al presente es imposible". ¿Ha llegado ya la oportunidad de que me descubras completamente el velo, de ese pasado tuyo que me pintas como muy oscuro?

–Todavía –le respondí.

Quedóse Juana tan pensativa, que me produjo miedo. Le tomé la mano y estaba helada. Le miré la cara, y vi que sus ojos se hallaban casi cerrados, y que su rostro tenía la palidez de la muerte.
Después repuso:
–Si hemos de seguir así, preferiría no vivir. Me siento bastante fuerte, para que puedas ser mi marido, como lo son todos los hombres que se casan. Todas nuestras amistades me preguntan cuál es la causa de que me trates con tan visible desvío, y a mí me llama mucho la atención que nunca quieres vestirte, desnudarte o dormir junto a mí. El licenciado Garrido afirma que tú tienes vocecita femenina, y yo tengo que decirte que estoy celosa, horriblemente celosa, porque me figuro que quizás tengas en otra parte tus verdaderos amores.
Veo con alarma y con amarga convicción, que cuando te hallas a mi presencia (lo cual sucede pocas veces, porque parece que hasta inventas pretextos para alejarte, y estar constantemente en la calle) representas el papel de un cómico o el de un amedrentado criminal. He notado que lo mismo haces con tus amigos, y hasta con los criados. En nadie tienes confianza. Siempre te estás escondiendo por los rincones y te encierras en tu cuarto con una premura y una cautela, que no puedo explicarme. Guardas tu ropa con cuidado. No quieres que se toque en tus escaparates y libreros, y cuando te hallas aquí, o te pones a leer, escribes, o meditas. En tu semblante se nota la intranquilidad y la aflicción. En la forma y manera en que estamos viviendo, no quiero, ni puedo continuar, porque o me vuelvo loca, o me tomo un veneno el día que menos lo imagines. Calma, por Dios, mis inquietudes, amado Enrique; sí, esposo de mi alma, porque te adoro con frenesí. Si yo no logro infundirte la fe de la adhesión, de la prudencia y del sigilo; si no poseo condiciones serias para ser tu compañera ¿por qué te casaste conmigo, haciéndome más desgraciada que antes? Bien sabes que nada te pido, que nada te exijo; que cualquiera capricho tuyo lo aceptaré con resignación. Pero por Dios, Enrique, ábreme de par en par las puertas de tu corazón, para que yo lo vea transparente y puro con los ojos del mío...!
Me dio lástima profunda aquella pobre mujer, casada y sin esposo.
Al propio tiempo, un ordenanza a caballo me trajo un oficio del Sr. Teniente Gobernador de la jurisdicción, cuyo documento se reducía, en resumen, a prohibirme el ejercicio de la medicina y cirugía, mientras no estuviese competentemente autorizado para ello, *porque se aseguraba,*

(decíase en el oficio) que el título de médico que yo tenía exhibido, no era mío en realidad, sino que provenía de uno de mis parientes, que había sido médico, y que falleció en una de las batallas de Napoleón; lo cual, señor, era una mentira infame. La ira me encendió de súbito el rostro, y no sólo por confundir a mis detractores, demostrando los sólidos conocimientos que yo había adquirido en la Escuela de Medicina de París, y practicando al lado de Larrey[104] y de otros famosos cirujanos, sino con el objeto de ponerle un paréntesis a mi crítica posición con la infortunada Juana, le dije que yo necesitaba trasladarme inmediatamente a La Habana, para lograr mi incorporación legal al temido Protomedicato. Tan pronto vuelva, agregué, mi vida será absolutamente conocida por ti; se trata amiga mía, de un voto religioso que no podré descubrir sin el permiso de Su Ilustrísima, el sabio y benévolo señor obispo de la capital, porque el de Santiago de Cuba es demasiado exigente, como lo afirman todos los que le conocen.

Juana se mostró satisfecha. El plazo era largo, pero al fin significaba para ella una solución, una esperanza. Estando yo distante, y por el motivo tan natural y plausible, de examinarme, su dignidad y decoro no sufrirían tanto, como en las difíciles luchas anteriores, cuando se propalaban noticias vagas sobre mi carácter, y se hacían conjeturas acerca de nuestra tendencia casi constante hacia la separación. Nos despedimos con ternura, venerando padre, y aquí me hallo. Mis exámenes han sido brillantes. Estoy nombrada fiscal del Protomedicato en Baracoa; llevo para Puerto Príncipe y Santiago de Cuba las más eficaces cartas de recomendación, y yo pudiera todavía conceptuarme muy dichosa, si la religión me perdonase lo que he hecho, al despreciar y ultrajar el santísimo sacramento del matrimonio, pero sin ánimo vil, sino al contrario, con propósito de piedad. Pienso decírselo todo a mi mujer, y si ella no acepta seguir viviendo conmigo, sin que el mundo llegue a enterarse jamás de nuestro horrible secreto, yo le indemnizaré sus desgracia con dinero, y le propondré irme de la isla, a lo más lejos de Cuba, dejándole

---

[104] [Nota del editor] Clemente Vázquez ha empleado algunos hechos históricos para fundamentar su ficción. De acuerdo a la novela, Faber estudió en la Escuela de Medicina de París que dirigía el famoso cirujano Dominique Larrey. No obstante, como ya señalamos, sabemos que l'École de Chirurgie de París se reunió con l'École de Médecine en 1794 para formar l'École de Santé Publique, pero ésta nunca fue dirigida por Dominique Larrey.

asegurado su porvenir, y una declaración escrita de mi falta, o que se ausente ella en unión de su madrastra, y que no nos volvamos a ver nunca, facultándola hasta para que se case en otro país con quien quisiere, por ser nuestro matrimonio legalmente nulo, en la seguridad de que yo no habré de acusarla, ni de perseguirle por ello.

Callé, mirando al señor obispo, y con dulce mansedumbre, pero con unción profética, me dijo:

–Sería muy cómodo delinquir, ante la segura esperanza de salvarse después con reprobables avenimientos. El dinero y la fuga te podrían servir respecto de los hombres, pero en cuanto a las deudas con la divinidad, el asunto es diferente. El pecado no se limpia, sino obteniendo la rehabilitación cristiana, por medio de la penitencia. De la conciencia no se huye.

Segunda parte. Capítulo X: Penitencia episcopal

Después de algunos instantes me atreví a replicar:

–Para transigir con mi conciencia ¿qué es lo que tengo que hacer, padre mío? ¿Acaso no hay ya remedio para mi destino? ¿Habré de conformarme para siempre con la adversidad? ¿Me será imposible esperar el perdón del cielo y la tolerancia de los hombres?

–El asunto es más grave de lo que te parece. Luchando desde que naciste, no te has llegado a formar una noción verdadera de la virtud, de la justicia y del bien. Tienes el alma desequilibrada. Protestante hasta ayer, al penetrar en los santuarios del catolicismo lo has efectuado sin fe, sin respeto profundo, sin una idea exacta y completa de sus sacrosantos misterios, que se fundan en la divina revelación, y en los estudios de los santos Padres, durante inmensas vigilias y escrupulosos estudios, en una sucesión indefinida de siglos:

Tus pecados son horrendos. Te has burlado del altar, y al contraer matrimonio, con una joven honesta, sencilla, inexperta, enferma y pobre, ocultando tu sexo y hasta tu nombre, a la vez que faltabas a tu Dios, lanzabas a esa desvalida criatura en un mar insondable de desgracias, de abyecciones y de vergüenza social.

Por lo mismo arrodíllate ahora, y reza conmigo, haciendo un sincero acto de contrición: "Señor mío Jesucristo, Dios y hombre verdadero, Criador y Redentor mío, por ser vos quien sois, y porque os amo, me pesa de todo corazón de haberos ofendido; propongo enmendarme y confesarme a su tiempo, y ofrezco cuanto hiciere en satisfacción de todos mis pecados; y confío en vuestra bondad que me perdonaréis por vuestra preciosa sangre y me daréis gracia para nunca más pecar. Amén, Jesús".

Enseguida, tomando Su Ilustrísima una actitud muy severa, y extendiendo su blanca mano sobre mi cabeza, exclamó:

–Regresarás inmediatamente a Baracoa, y confesándole a tu triste víctima, todas tus maldades, sin ocultarle ningún detalle, por trivial que pudiere parecer, lejos de proponerle arreglos para el silencio y la impunidad del crimen, le suplicarás u obligarás (manifestándole que se trata de la salvación de tu alma) a que presente una querella criminal en contra tuya; debiendo esforzarse en que los tribunales te condenen, como te condenarán a varios años de prisión y de trabajos en un establecimiento de beneficencia. Defiéndete cuanto puedas, pero sin mentir ni calumniar, porque Dios necesita que la especie humana no abandone jamás el instinto de la propia conservación. Considera que es preciso que sufras; que con tus rubores e ignominias públicas, pagues, siquiera sea en parte, los bochornos e indignidades en que has sumido hipócritamente, y sólo por ideas de perverso egoísmo, a la que el mundo llama todavía tu mujer legítima. Piensa que es necesario que esa desventurada mujer, al nulificarse su matrimonio, quede en absoluta libertad de poder casarse otra vez y ser feliz. Y cuando hubieres sufrido tu condena, y hayas asistido gratuitamente a muchos enfermos y extinguido muchos dolores, no vaciles en tomar el hábito de una Hermana de la Caridad. Adopta el humilde nombre de la arrepentida hija de Magdala, y si llegas a sentir que tu conciencia no te despierta cuando estés dormida, entonces y sólo entonces quedará consumada tu bella reconciliación con el Altísimo. Para ese caso te absuelvo de todos tus horribles pecados, en nombre de nuestro Dios, todopoderoso.

Y me despidió con un gesto, en donde me pareció traslucir más amargura que benevolencia.

Le tomé respetuosamente la mano, y le di un beso suave y humilde en su anillo episcopal.

Cuando penetré en mi casa, no supe cómo había llegado. Mi marcha había sido vaga y casi inconsciente, como la de un sonámbulo. Experimenté la necesidad de acostarme, pero de momento no dormí. Yo no me encontraba tan culpable, ni me creía tan perversa como el señor obispo me había dicho.

Su Ilustrísima me pareció muy cruel, extraordinariamente implacable. Y a veces me decía: ¿Quién es aquí el más severo de todos: Dios que lo permite así, o sus representantes en la tierra, que pregonan y exigen el sacramento de la Penitencia? Mi razón vacilaba en contestar. Por último acepté el sacrificio; porque si yo no había sido nunca real y positivamente dichosa, menos podría esperarlo de mi oscuro porvenir. El recuerdo de la imagen de Jesucristo, enclavado en la cruz, pálido, desfallecido, manando sangre y abandonado en el Gólgota, me conmovió profundamente. Peleando en Alemania, en Rusia y en España, me dije, he sido héroe. Ya no quedaba en la carrera de mi vida, más que un premio y mi ascenso: el martirio sin coronas, sin aplausos, sin piedad.

Mejor. Así podría morirme, sin deberle nada al mundo, porque la gratitud de la conmiseración encadena a los espíritus.

–Gerónimo –le grité a mi calesero (acostado todavía en la cama, y procurando que me oyese desde el cuarto inmediato en donde él se encontraba)–, dile a tu novia que lo prepare todo, porque mañana mismo nos vamos para Baracoa. El señor obispo es un sabio, el señor obispo tiene mucha razón.

–¿Y qué manda el señor Obispo, Su Merced?

–Nada, hombre, nada, te digo que el señor obispo es muy bueno, y que teniendo noticia de tus amores, me ha recomendado mucho que favorezca pronto tu enlace con Teresa. Pude aun descansar durante algunas horas de la madrugada, y soñé que Su Ilustrísima se paseaba por un jardín ideal, en donde las blancas estatuas brillaban entre la verdura, y las datileras se desgajaban con el peso de las flores; mientras que en un pulido banco de mármol, aparecía sentada mi mujer, con las tocas de la viudez, rogándole que la amparase, y se enjugaba con un pañuelo el torrente de sus lágrimas. El obispo, cabizbajo, no se fijaba en ella. La iluminación atmosférica, era radiante.

Dios mío, dije sobresaltada al despertar. ¡Cuándo terminarán mis inquietudes! ¿La vida no ha de ser otra cosa que un conjunto inacabable de ilusiones, deleznables como nubes, fugitivas como el tiempo?

VI. Francisco Calcagno,
Un casamiento misterioso

Capítulo XIII: Aquí fue Troya

A los seis meses volvió Musiú Enriquito de La Habana, y entró en su hogar abandonado y frío.

¿Qué había hecho durante todo aquel tiempo? Pues nada: distraerse, gozar de la vida y obtener el ya citado cargo público, de subdelegado de Medicina y Cirugía de la jurisdicción de Baracoa; empleo que por conferirse a un extranjero probaba la carencia de facultativos nacionales de que adolecía la comarca. Juana lo aguardaba ansiosa; aquella posición singular de casada-doncella se le hacía intolerable: harto tiempo había saboreado ya el veneno lento del abandono y el desaire.

El voto de continencia temporal, según confesión del mismo doctor, había terminado; pero en vano, porque llegada al fin la hora de la consumación conyugal, otra excusa se presentaba no menos fútil en apariencia, pero no menos implacable en sus efectos. Era... una dolencia secreta... una antigua herida; funesto legado de su vida militar. Pero ¿qué herida era esa que ella, la consorte, ignoraba y de que no había más indicio ni más prueba que el dicho del herido? ¿Qué dolencia podía ser la que le permitía comer, dormir, montar, todo, todo, menos ser marido? La virgen esposa comenzó a rugir sordamente de cólera y despecho. ¡Luego no la amaba! ¡Luego era evidente que se había casado sólo por venganza! Tal vez por tener una sierva, o por sabe Dios cuál otra mira oculta, y sin duda perversa.

Siguieron las horas frías, continuaron los días muertos, y ella, nuevo Tántalo sin culpa, languidecía y se marchitaba como flor falta de riego.

El matrimonio tiene su objeto prefijo, presabido, ineludible. Los libros y los doctores lo afirman y confirman, y maldita la necesidad de que ellos lo dijeran, puesto que Adán y demás salvajes no tuvieron libros, y, sin embargo, lo supieron sin que nadie los enseñara. Y siendo así, pensó Juana, ¿por qué en aquel solo caso no tendía a ese objetivo? ¿Había de confiar a semejanza de la esposa de Joseph en la venida de un Espíritu fecundador? Como no lo esperaba ni se le ocurrió tal cosa, cada vez se le hacía más inexplicable la actitud de su impasible consorte.

Ya no le era posible consultar con nadie, porque allí estaba su marido, y ¿quién es el consultor legítimo de la mujer si no lo es su cónyuge? La cuestión era por otra parte tan puramente doméstica, de naturaleza tan íntima, que sólo una madre... pero Juana tenía la desgracia de no tener madre, y su marido tenía la ventaja de no cargar suegra. Ella, durante la dilatada ausencia, había expuesto sus cuitas al cura, su único consejero después de la muerte de su abuela; pero el bondadoso anciano, admirado de que un veterano francés hiciera tales votos, se limitó a aconsejarle la paciencia, y pronunció la palabra que en aquel caso parecía irreemplazable:

–Espera.
–¡Es que no me ama!
–No se hubiera casado.
–¿Pero son posibles, padre, semejantes votos?
–Acaso sean temerarios, pero no imposibles. ¿No fue un guerrero en la batalla de Wagram? En el momento del peligro nos acordamos de Dios, olvidado después con demasiada facilidad.

Y siguieron los días muertos, sin poder darse cuenta de lo que le pasaba: Gozaba, es verdad, de todas las comodidades, y a falta de amor, disfrutaba de exquisita cortesía y condescendencia por parte de su marido. Todo allí era nuevo y cómodo con relación a la época: de su casa, de su pobre choza, no se había traído nada, ni siquiera el scaphium que regaló a Pedro Pablo. Buenos vestidos... y desamor; prendas de mérito... y frialdad; lecho de lujo... pero solo.

En ocasiones se preguntaba a sí misma:
–¿Qué significa esto?

Un caso tan singular y fuera de uso, debió dar y dio margen a frecuentes altercados que cada vez se agriaban más, y que parecían tanto más insólitos y extemporáneos en cuanto ocurrían en plena, estéril y cansada luna de miel; mejor dicho, precedían a esa luna que tanto tardaba en asomar por su nebuloso oriente.

Una noche... ¡noche funesta! llovía copiosamente, un viento frío y húmedo conmovía las puertas, sin tregua se sucedían los relámpagos, el trueno retumbaba sordo a lo lejos semejando el rugido del león en las selvas africanas. Noche horrible cuando se está solo, noche en que se suspira por un amigo o por una compañera.

El ánimo acongojado y los sentimientos harto tiempo forzadamente comprimidos de Juana, más que nunca demandaban expansión, ¡Qué cruel sería dejarla sola en aquella noche! Pero a la hora de costumbre, el veterano de Napoleón, en quien no podía caber el miedo, dio con fría displicencia las buenas noches, y se retiró. Aquello era ya insultante, intolerable. Juana se fue a su cuarto, donde lloró un momento de amor propio y de rabia; pero luego se levantó con decidida intención, se dirigió al cuarto de su marido, empujó sin pedir venia la puerta, y se presentó de repente, a medio vestir, provocativa, tentadora.

–¿Hasta cuándo?...

Don Enrique, ya en el lecho, hizo un gesto de sorpresa y disgusto, se arrebujó en la colcha y se levantó permaneciendo mudo; luego se dejó caer en un sillón y apoyó la frente en la mano. Juana se acercó con no disimulado despecho, con la altanería de persona poseída y celosa de su derecho; aquellas ansiedades tanto tiempo contenidas, estallaban al fin en desordenada tempestad. Su actitud, su hermosura salvaje, su cuasi desnudez, todo era provocativo, enloquecedor; pero el doctor permaneció de nieve.

Juana habló con timidez primero, y su acento aumentaba gradualmente en energía: inflamadas las venas del desnudo y torneado cuello, sus labios temblaban y palpitaban también sus globos virginales bajo el blanco lino que, desprendido con abandono, modelaba las graciosas curvas de su espalda y mórbido seno. Era preciso ser... un doctor Enriquito para permanecer impasible.

–¿Con que es cierto que no me amas? ¿Que ni siquiera me deseas? ¿Luego sientes por mí una repugnancia invencible? ¿Qué te hice? ¿En qué te ofendí? ¿Por qué me huyes? ¿Por qué no eres mi marido?

En aquel momento la ignorante campesina estaba elocuente; las frases brotaban atropelladamente como si quisiera evitar una respuesta negativa; uno de los efectos del amor y el dolor es despertar el intelecto. Sus mejillas despedían llamas; sus ojos chispeaban con todos los ardores del amor despechado. Ya no era la casta esposa que brinda modesta y sonrojada las primicias de su virginidad: era la bacante desdeñosa, la Fedra desairada y rabiosa. En aquellos labios húmedos y trémulos parecía palpitar el beso ardiente de la Venus desenfrenada, en aquellos ojos ya no resplandecía la luz purísima del amor conyugal, sino el delirio insano de la lujuria, la fiebre del deseo.

–Ven, ven –exclamó, abriendo los desnudos brazos.

El doctor se puso de pie; miró un momento aquellas pupilas que abrasaban, y se dirigió a la puerta sin replicar. Juana le impidió el paso, enérgica, conminadora.

–Acábense ya los subterfugios –exclamó sin recato–; necesito saber lo que pasa; aquí me matarás o me dirás lo que significa esto.

–Pues bien –replicó el doctor con voz lúgubre, sorda, como si temiera ser oído por otros–. Tienes razón; no más mentiras; es hora de hablar.

–¡Habla!

–Tienes que prescindir de todo eso.

–¡Por qué, por qué, por qué! –gritó Juana.

–¡Porque soy mujer!

–¿Qué dices? –exclamó Juana sin comprender.

–Digo que es preciso que lo sepas... ¡Mira!

Juana miró y se quedó estática: lo que tenía delante era, en efecto, una mujer.

Capítulo XIV: Catibus iracundus

Casos se han visto en la historia de la humanidad, de hombres que se convirtieron en mujeres, por cobardía o pusilanimidad; casos se han visto de mujeres convertirse en hombres por patriotismo, por valor, y las más de las veces por fanatismo. De lo uno y de lo otro sobran ejemplos, de lo primero búsquelos el lector en el libro de sus recuerdos; de lo segundo hallará ejemplares en los libros de historia; pero lo que es raro, extraordinario, completamente nuevo y nunca visto, es el hecho de un hombre que ya había llegado a marido, y que se convierte en mujer en el sentido material, materialísimo de la palabra.

Y tal era el extranatural fenómeno que acababa de realizarse en presencia de Juana; la cual no podía dar crédito a sus ojos: creía que soñaba.

La misma estupefacción la dejó muda. Sintió correr por sus venas un efluvio de hielo que amortiguó súbito el ardor que la poseía; ya no era el ansia del amor desdeñado, sino la llama de la indignación y odio que incendiaba su alma.

Aquella transformación repentina, inesperada, casi inverosímil de un hombre en mujer, de su marido en lo que debía ser una criminal o una loca, le parecía un delirio de su fantasía, un absurdo de los que sólo se ven en los vertiginosos extravíos de una pesadilla. No podía ni oír las palabras que en aquel momento le dirigía el médico.

–Escucha, no hagas nada sin oírme: yo soy Enriqueta Faber, viuda de Renaud, que murió en Wagram hace diez años. Me casé contigo sólo por librarte de la indigencia...

La actitud espantada de Juana impuso silencio: hubo un momento de pausa indefinible; al fin Juana pudo hablar, pero fue para disparar frases como si disparara flechas envenenadas.

–¡Miserable!... y se ha burlado V. de mí, de las leyes, de la Iglesia, de todo lo que hay de grande y de sagrado...

–El secreto, Juana, que todo quede entre nosotros, y los dolores serán para mí, tú tendrás cuanto quieras, tú me heredarás.

Enriqueta era ahora la que se acercaba trémula, suplicante, tendiendo las manos. Juana se separaba, rechazándola con indignación.

–El mal está hecho, Juana, hagamos un convenio...

–Jamás... pero ¿qué te movió a un crimen o a tantos crímenes inútiles?...

–Necesitaba pasar por hombre... se empezaba a sospechar de mi sexo, quise dar una prueba de virilidad. Pero tú... tú no perderás nada. Yo seré padre de tus hijos.

–¡Mis hijos!

–Sí; yo prohijaré los que tuvieres.

Juana lo miraba en el colmo de la estupefacción; ¿qué quería decir aquella mujer? ¿De qué hijos hablaba aquella loca?

La doctora continuó:

–Con el dinero todo se puede; elige un hombre que para el secreto sea un sepulcro... el mismo Catibo...

Ante aquella cínica proposición se cubrió la cara avergonzada. Ignorantes y a veces intratables nuestras guajiras, tienen perfectamente desarrollada la noción del honor y el deber. Transigen con los trabajos más humildes, pero no transigen con la deshonra; en cada una hay una heroína que pasa ignorada porque falta la ocasión de la prueba.

Una mirada de indignación fue la sola contestación de la esposa burlada.

−¿No te basta? –añadió Enriqueta–; bien, yo desapareceré para siempre... tú te quedaras libre... haré correr la noticia de mi muerte...

−¡Jamás, jamás! no es posible callar; me condenaría si entrara en pactos con una infame como usted. –Y con pasos no de guajira descalza, sino de reina ultrajada, salió del aposento y se encerró en el suyo.

No durmió en toda la noche, ni era posible dada la febril excitación de sus nervios. Se sentaba, se ponía de pie, se paseaba, hablaba como loca, gesticulando como si se dirigiera a alguien: no amor, ni deseo, sino rabia era lo que sentía la esposa sin marido. Veía venir sobre ella, implacable y ruidosa, la oleada del ridículo que la había de envolver para toda su vida, y se revolvía contra ella con la energía de quien recibe un castigo que no cree haber merecido.

¡Y para eso había sido desleal al amor del hombre, que era pobre, pero no era un renegado, que era ignorante y humilde... pero era hombre!

Así pasó toda la noche. Por la mañana vio a su *marido* montar y salir precipitadamente. Ya sospechó a dónde iría, pues sabía que no guardaba su dinero en la casa. No aguardó más: esperar un día era hacerse cómplice; le parecía que aquella atmósfera estaba contaminada de pecado y de vergüenza. Se quitó las ropas dadas por su *marido*, que las creía inficionadas, vistió su humilde traje de sitiera y salió a la calle.

−¡Al Padre Sanamé!

Pero en el camino, no diremos si por desgracia o por fortuna, se encontró con el Catibo. Desde el día del matrimonio lo había perdido de vista, y ahora era un ser completamente nuevo el que se le presentaba: el insomnio, la desesperación y el continuo estudiar lo habían transformado. Pálido, serio, demacrado, ojeroso... Juana no pudo contenerse, y enjugándose una lágrima, se dirigió a él.

−¿Sabes?... fui perjura; pero tenme lástima; la expiación es mayor que mi pecado.

−¡Te trata mal ese infame! –dijo él temblándole los labios de ira.

−No; mucho peor, voy a ser burla de todos... mi marido...

−Habla, habla; ¿qué ha habido? ¿Qué te ha hecho?

−Mi marido... no es hombre.

−Nunca lo fue; es un cobarde, es un...

−No, no comprendes; mi marido... es mujer...

–¡Pues ya lo sabía! y bien lo demostró el día que lo desafié en el camino de Guasimal.

–Vaya, Pancho, no me has entendido; te digo que es una mujer disfrazada de hombre.

Calcúlese cuál sería la estupefacción del Catibo.

–¡Cómo! ¿Qué dices? ¿Musiú Enrique?...

–No hay tal Musiú Enrique: mi marido se llama Enriqueta Faber, viuda de Renaud.

El Catibo la miró un momento como para cerciorarse de que aquella mujer no estaba demente; luego la tomó de la mano.

–Ven, vamos a confundir a esa p...

–¡Calla! –exclamó la sencilla Juana, que ni aun en aquella tribulación quería oír una palabra descompuesta. Luego añadió:

–No lo hallarás en casa.

–Pero adivino a dónde fue y lo esperaré en el camino. Yo le arreglaré las cuentas a ese pillo. Adiós –dijo, y echó a caminar.

–Adiós –contestó Juana, dirigiéndole una mirada de íntima adhesión con algo de remordimiento.

¿Qué hombre era aquel que así abrazaba su causa y que así le hablaba a ella que había sido infiel a su palabra? ¿Cómo hacer olvidar y perdonar aquel horror a que la había inducido el honrado padre Sanamé?

Enjugó las lágrimas, y con paso lento y melancólico ademán, continuó su camino hacia la iglesia.

Capítulo XV: Catibus meditabundus

El discípulo dócil y resignado del Padre Sanamé había desaparecido quedando de nuevo el Otelo furibundo, el vengativo amante de Juana. Diríase que el espíritu maligno exorcizado por los conjuros del filósofo, de nuevo entraba en su cuerpo.

¡Y lo buscaba! buscaba al doctor como el catibo busca los guajacones, para saciar el uno su voracidad, el otro su deseo de hacer daño.

En aquel momento le parecía un insensato el Padre Sanamé al imponerle el olvido de todos los agravios, el perdón de todas las injurias.

¿Olvidar? ¿Perdonar? ¡No! tonto imperdonable es aquel que en los casos en que se debe morder, presenta la otra mejilla para ser doblemente abofeteado. ¡Venganza, venganza implacable! El caso no era para menos; el Catibo no era un santo, era un hombre de carne y hueso y de pasiones como los demás; y borrado todo Sanamé de su intelecto, y alentado sólo por el genio del mal ¿qué extraño que el converso se precipitara de nuevo en los abismos de odio y venganza de que lo había sacado la evangélica enseñanza del filósofo?

Montó en su descansada mula y salió al camino, adivinando qué cosa, sin duda muy urgente, podría haber hecho salir al doctor-hembra en semejante día de su casa.

Muy pronto, en una curva del camino no lejos de las orillas de Miel, allí donde empieza a perder su derecho a llamarse río para degenerar en torrente, la vio aparecer dirigiéndose rápidamente a Baracoa.

Enriqueta montando a lo Juana de Arco, esto es, a horcadas como hombre, al divisarle detuvo su cabalgadura con desasosiego que no pudo disimular, porque la presencia en aquel punto de su antiguo rival le anunciaba alguna escena trágica ineludible.

El Catibo también se quedó de pronto en la inmovilidad de la duda. Atacar a una mujer era cosa innoble, que repugnaba a su hidalguía.

Es verdad que aquello no era mujer sino por equivocación de la naturaleza, que había vaciado en molde de hembra el espíritu de un pillo macho.

Y aun siendo sólo espíritu de varón y no de pillo, ¿es realmente hembra la mujer que hombrea?

Juana es valiente sin duda, (hablo de Juana de Arco y no de Juana de León) es admirable, es patriótica, digna de estatuas ecuestres y de cuanto se quiera, pero en ella no consideramos a la mujer, sino al soldado; en la vascongada Catalina Erauso no hay más que un alférez, digno unas veces de premio, otras veces de una paliza; en Judith, en María Pita, en la Hacette y en cuantas heroínas registra la historia, hay valor y hay patriotismo, pero no busquemos feminidad; fueron varones disfrazados de hembras por la naturaleza.

En nada de eso se le ocurrió pensar al Catibo; porque no era fuerte en historia, ni tampoco se le ocurrió que pudiera desenlazarse en comedia de Bretón lo que él imaginaba ser drama a lo Bouchardi.

Vínole a las mientes una idea diabólica, una de aquellas que hacían su delicia cuando era pescador, y cuyo recuerdo, lo hemos dicho, en su nueva vida le avergonzaba.

Así fue que apenas vio acercarse a su antagonista, a boca de jarro le disparó estas palabras:

—¡Alto ahí, la doctora-hembra!

El doctor, es decir Enriqueta Faber, se quedó como Semíramis debió quedarse ante la sombra de Nino. Esperaba que *su consorte* hubiera callado por discreción, conveniencia o miedo; esperaba, y en el extravío de su conciencia creyó posible un advenimiento traído por la fuerza de la necesidad. Confió en el horror que siempre se tiene al ridículo, pero una vez el secreto revelado, era forzoso, antes que se hiciera pública la odiosa burla, escapar y ocultarse.

Contestó con una maldición en francés. Luego dirigió al pescador una mirada suplicante, y levantó la mano como pidiendo atención, una mano pequeña, mano de mujer; ahora fue cuando reparó el Catibo que aquel pseudo-hombre tenía mano de mujer, cara de mujer y pie de mujer: hasta aquel instante la preocupación le había impedido notarlo, como se lo había impedido a todos.

—Mira —dijo—, transemos... yo te daré...

—No me dará V. nada porque yo no acepto nada de aventureras descaradas. Doctora, usted me quitó a mi mujer, y ahora... ahora... V. va a ser la mía.

Y arremetió resuelto a ella con el insulto en los ojos, con la befa en los labios, con el desafío en toda su actitud.

Y sin embargo, en aquella precoz tentativa no entraba para nada la concupiscencia, ni hubo más intención que la de mortificar a la mujer-hombre, al femenino esposo de Juana. La doctora llevó la mano a la cañonera, y en un movimiento convulsivo, picó, tal vez sin intención, al caballo, que brioso avanzó y chocó contra la escuálida mula de su adversario, cuasi derribando jinete y cabalgadura.

Y acto continuo, aprovechando el momento de confusión, y mientras el Catibo, agarrándose de la crin se reponía en su albarda, volvió la brida y a un galope que la mula no podía alcanzar, se alejó en dirección á la ciudad murmurando con sorda rabia:

—¡Todo se sabe, luego todo está perdido!

Ante una acción tan cobarde y tan mujeril, toda duda respecto al sexo se desvaneciera si es que alguna quedara; pero ¡cosa singular! esta vez el Catibo no entró a palos a Tragaleguas. Lento, muy lento, con más calma de la que requería la mula, siguió tras el huyente doctor que ya se perdía a distancia en un ángulo del camino.

¿Para qué precipitarse? Todo aquello tendría que venir a su desenlace natural e inevitable. El hecho era demasiado extravagante, demasiado monstruoso para necesitar agentes extraños que lo llevaran a solución.

Notó entonces, con asombro, que su imaginación en tan críticas circunstancias se separaba suavemente de los intereses del momento, para fijarse en cosas fútiles y completamente ajenas a la situación, desvariando entre Juana y la naturaleza que lo rodeaba, y volviendo de la una a la otra en rapto que le extrañaba por su misma falta de oportunidad.

¿Se apoderaba Sanamé de nuevo de su cerebro? Reparó que dos inocentes biajaníes o tojosas, a unos diez pasos ante él caminaban apareadas, y a trechos volaban para posarse un poco más adelante, y mirándolas con ternura se puso a pensar que eran símbolo del amor conyugal; notó que la cotorra, en son de protesta, reduplicaba su carcajada burlona y su incansable cotorreo al acercarse un hombre en quien reconoce un enemigo; vio una pareja de tímidas garzas que con pausado vuelo bajaban a posarse sobre la orilla del río, y echó de ver multitud de hechizos y deleites naturales antes para él ocultos. Y al volver de su éxtasis, admirado de hallarse pensando en tales cosas, se preguntaba:

¿Y Juana?… ¡y qué! un chasco pasajero; algunos días de despiadada burla… y ¿qué más? El médico se la devolvía intacta, él se había ilustrado, es verdad; él había cambiado su modo de ser, ella permanecía una guajira ignorante, le era inferior; pero era una mujer buena que había sido engañada, y que acaso había aprendido más que él en la gran escuela de la adversidad.

Pocos minutos demoró en tal orden de ideas, y sin darse cuenta volvió a aquella naturaleza cuyos encantos el cura le había enseñado a admirar. ¡Cuánto florido arbusto que parecía decirle "aquí estaba yo y no me veías"!; cuánta palma esbelta que le preguntaba ¿cómo no habías notado antes mi hermosura? Es que antes, en la noche de su ignorancia, no podía él comprender el indefinible poema que encierra una nube iluminada por el sol, dejando correr lentamente por el llano su dilatada sombra; no había reparado que la baba de inmunda oruga mancha los pétalos que antes besó cariñoso el bellísimo insecto de prismáticos colores: antes no había sabido leer un himno de alabanza en el armónico murmullo del arroyuelo, ni sabía que el céfiro enamorado de la florecilla silvestre parece cantarle amores en su suavísimo susurro.

¿Y Juana?... Juana era una joya en bruto; pero ¿no estaba allí Sanamé, el gran lapidario? Juana podía... contempló un momento la distante montaña de Altamira coronada de nieblas, y le pareció un murallón verduzco y prosaico que corta abruptamente el horizonte; observó luego un lagarto que se disimulaba entre las hojas verdes, y se hacía invisible vistiéndose de ese color, y al oír un atalaya de un bando de judíos que parecían, confiados en su centinela, dar el alerta a los suyos por la aproximación de un enemigo, pensó en los perennes ejemplos que para todas las virtudes nos ofrece incesantemente la madre naturaleza; y vio la previsión en la hormiga, la diligencia en la abeja, la vigilancia en el gallo, la fe conyugal en la tórtola, la fidelidad en el perro; y en el nocturno sijú, perseguido de día por los otros alados, vio la desaprobación de la perfidia.

¿Y Juana?... ¿Qué tenía que ver Juana con tales cosas? ¿No era inoportuno y hasta ridículo pensar en todo eso? ¿Qué conexión tenían los biajaníes y las garzas, la montaña o el lagarto con su situación y con el doctor-hembra y con todo lo que pasaba?

En aquel silencioso Baracoa, pensó, el caso había de ser el escándalo de muchos días, porque hay muy poco de qué hablar en Baracoa. Entonces le vino a la memoria que el cura era uno de los pocos que allí recibían periódicos y correspondencia, y recordó que le había oído hablar de convulsiones políticas en la metrópoli y en Cuba.

Corría ya el año 20; el Prometeo encadenado en Santa Helena comenzaba a ser olvidado; sin un tal Riego en vez de salir para la revuelta América, acababa de proclamar en Cádiz la Constitución, chispa que incendió a toda España y a Cuba, donde un jefe demasiado prudente había sido obligado por el pueblo a jurar el nuevo orden de cosas; el aura popular mecía los nombres de los revoltosos Senmanat, Elizaicin, Aldama, acaso ya los Heredia, Lemus y otros próximos héroes; una prensa exaltada, se decía, suscitaba los ánimos a la demolición de todo lo viejo; las colonias del Sur se sostenían contra la madre patria, y sobre cadáveres y ruinas firmaban su acta de independencia... recordó también...

¿Y Juana? Vamos a ver a Juana. Tan embebido se hallaba, que pronunció esa última frase en alta voz, y fue entonces cuando notó que la mula aprovechando su apatía o su meditación filosófica, se había detenido y mansamente, mordía la hierba, como si no tuviera un jinete encima ni obligación alguna que cumplir.

Paso a paso continúa su camino como vendedor de bulas fastidiado de no hallar compradores, y entretanto sigue desfilando en confuso panorama por su extraviada imaginación una cáfila de necedades tan absurdas como mal traídas. "La lección de mañana es sobre inmoralidad del desafío, ¿por qué se llama Aboekir la perrita del médico?" "Cuando las gaviotas vuelan al Sur es que amenaza borrasca". "La voz de Paco Pita cuando canta suena como un caldero rajado". "Baracoa desde aquí parece un montón de sacos rotos de plátano y de estiércol". "El rabo de la lagartija salta y echa maldiciones cuando lo cortan". "¿Por qué las auras se remontan tanto cuando va a llover?" "El cura Sanamé,.. ¡oh, Sanamé, mi salvador, mi…!"

Atiborrado el cerebro de tales majaderías tardó más de dos horas en llegar a la ciudad que apenas distaba un par de millas; como que Tragaleguas, notando el enajenamiento del jinete, se entretenía en ramonear.

En casa de Juana encontró a Pedro Pablo, al cura y a Paco Pita. Éste, con quien estaba reñido desde el casamiento, le salió al encuentro alegre y con la cara de un cobarde que acababa de hacer una acción heroica.

Comprendió el pescador de agua dulce que venía a brindarle una no solicitada amistad, y en efecto Paco Pita, sin saludarlo, pero con aire amistoso, como si hubiera cesado la causa de los rencores, le dijo:

–¿Sabes lo que hay?
–¿Qué?
–¡Que se ha escondido!
–¿Quién?
–El médico-hembra.
–¿Dónde?
–No se sabe; ha desaparecido de la ciudad: se le busca, se la busca, pero ni los polvos.

"¡Un crimen más!" pensó el Catibo.

Porque en realidad sin la presencia de aquella mujer ¿cómo podía Juana quedar constituida en mujer soltera?

Enriqueta, en efecto, había abandonado con precipitación Baracoa, y razón tuvo para ello, porque el día siguiente, no en los periódicos, que allí no los hay, pero sí en las tiendas, casas y corrillos bodegueros, no se hablaba más que del marido que resultó mujer.

Su única despedida a Juana León, decía:
No has guardado el secreto; tanto peor para ti; tu estúpida honradez te perderá. Yo desaparezco, pero te prevengo que si me persigues me vengaré.

–Tú has hecho lo que debías hacer –añadió el cura, después de leer la carta–; otra cosa hubiera sido inexcusable; pero la vindicta reclama a esa criminal; se la buscará y se la encontrará. Dios quiera concederle arrepentimiento y perdón.

Y después con humildad evangélica, con una mirada digna del mártir del Calvario, tendió la mano al Catibo y añadió:

–¡Perdóname!

–¡Oh padre, padre...! –exclamó el guajiro, precipitándose a besar y humedecer con sus lágrimas aquella mano venerable.

CAPÍTULO XVI: TRES AÑOS DESPUÉS

General Vives. –Ja, ja, ja, ja...

Obispo Espada. –¿Vuesencia se ríe...?

Vives. –Permita Su Ilustrísima que dejemos a un lado el tratamiento.

Espada. –Pues bien; digo a usted que esa risa me asombra, pues no creo que el caso sea de risa.

Vives. –¿Pero cómo no me he de reír, padre, si eso es lo más gracioso y original que jamás he visto?

Espada. –Yo no lo encuentro original ni gracioso, sino criminal e infame, y digno de severo castigo.

Vives. –¡Ja, ja, ja!... ¡Un matrimonio sin cónyuge masculino, una boda sin varón, un marido que resulta hembra, una casada que resulta sin marido!

Espada. –Es decir, una mujer que se burla de la manera más cínica de la sociedad, de la religión y de las leyes; un extranjero qua se acoge a nuestro abrigo para befar los sagrados cánones de nuestra madre la Iglesia. Y si a lo menos hubiera sido la necesidad de ocultar un pasado bochornoso, si hubiera sido arrastrada al crimen por el hambre, por una coacción irresistible; pero no hay tal; ella tenía con qué vivir, su profesión la ponía al abrigo de la miseria.

¡Cuán diferente es Catalina Erauso! Tenía espíritu de hombre y se ve condenada a monja; rompió las trabas para hacerse útil; mientras que esa incomprensible mujer marido, esa Faber... ¡pero hombre! ¿Hace Vd. el favor de no reír más?

Vives. –¡Usted perdone, padre, pero el hecho es tan singular! He ahí uno de los casos matrimoniales, en que la mujer puede ponerse los calzones, puesto que el marido no los tiene.

Espada guardó silencio.

Vives. –Yo lo mandaría a la Isla de Pinos a la colonia que pienso fundar de la reina Amalia; y allí la casaría... con hombre, padre, con hombre por supuesto.

El obispo continuó silencioso. No acostumbraba a celebrar chanzas inoportunas.

Vives. –¿Y qué castigo, padre, prepara nuestra santa madre la Iglesia? ¿Sin duda la excomunión mayor...?

Espada. –La Iglesia no lo tiene, así como los primeros romanos no tenían pena para el parricidio, porque no concibieron que tal crimen pudiera perpetrarse.

Vives. –Entonces habrá que legislar sobre la materia.

Espada. –Allá los tribunales civiles. La Iglesia lo que hace es rechazar a ese monstruo de su seno, como se corta de un cuerpo sano un miembro gangrenado.

Vives. –¿Y no sería lo mejor, padre, considerar demente a esa mujer y encerrarla en la quinta?

(Antes de fundarse, 1828, el hospital de San Dionisio, se recogían los dementes en la *Casa de Orates* o quinta de Echevarría, sita en Carraguao, donde estuvo más tarde el colegio de San Cristóbal.).

Espada. –Los jueces dirán... ante todo débese disponer que indemnice a esa desgraciada Juana León tan torpemente burlada.

Vives. –¿Y ese perillán de Sanamé...?

Espada. –¡Oh, silencio, por Dios, sobre ese punto! Él no tenía obligación de examinar el sexo de los contrayentes; por eso el crimen, aunque sacrílego, lo juzgamos civil; y luego, sépalo V.: Sanamé es un modelo de virtudes: los Sanamé son honra de Baracoa, y uno de ellos, el mayor fallecido por desgracia, el año 7, fue un sabio ilustre. Después del Pbro. Varela, Cuba, no ha producido hombre de más vasta erudición, ni de más rectas intenciones: no comprendo cómo sin recursos llegó a saber tanto; es un ejemplo de lo que puede por el buen camino la perseverancia. Su desinterés no tuvo límites, porque igualó a su piedad, y en ese punto su hermano es su digno émulo.

Vives. –¿Y cómo ese tesoro vivió retirado en un villorrio?

Espada. –Por su excesiva modestia que le perjudicaba: no quiso ser más que cura de Baracoa, y buscó la oscuridad, que debía de disiparse donde él brillara. Fue hombre de otro país y de otra época; al ruido mundanal prefería el silencio: gustaba del aislamiento; mas no hubiera sido un anacoreta, porque necesitaba hacer el bien como pasto primero de su alma. Para él pedí a S. M. una canonjía que obtuve, y cuando se preparaba a iluminar más vasta escena con la antorcha de sus conocimientos, enfermo y murió en su ciudad natal, por desgracia para Baracoa, para Cuba y para la Iglesia.

Vives. –De modo que fue uno de los pausiletos.

El obispo le dirigió una mirada; pregunta que duró medio minuto.

Vives. –Digo, que fue uno de los pausiletos, de Cicerón.

Espada. –¡Ah! ya... sí; de los *paucielecti*, de los pocos elegidos; pero... eso no es de Cicerón.

Vives. –Pues será de Aristóteles, o de Séneca, o cualquier otro... psit, ¡nosotros los militares...!

Esto pasaba en la riquísima posesión de que todavía existen restos y que aún conserva el nombre de Quinta del Obispo fundada por Espada en el incipiente barrio del Cerro en 1816, nada podía imaginarse de más artístico y ostentoso. Después de tantas fundaciones benéficas como sembró en su diócesis, durante su largo episcopado, que duró desde febrero de 1802 hasta agosto del 33, bien podía permitirse el ilustre prelado aquel retiro sibarítico para solaz y esparcimiento de su ánimo.

Allí meditaba tanto bien como hizo a Cuba, y allí lo visitaba el Capitán General en busca también de esparcimiento, solaz y consejo saludable.

Aquellas sombrías guardarrayas de mangos, hoy enyerbadas; aquellos jardines, ayer de flores hoy de legumbres; aquellos baños, estanques de cisnes, jaulas de osos, estatuas, cenadores, pajareras hoy desiertas y arruinadas; aquella casa antes de dos pisos, hoy de uno; aquella avenida de palmas que de la entrada conduce a la residencia; aquel río encauzado entre muro y reja; el soto de árboles frutales, todo parece que reproduce su imagen, todo parece que llora su ausencia.

La hermosa quinta desaparece ante las exigencias modernas que la ahogan; el barrio del Tulipán se dilata, la estrecha, le disputa el terreno, lo conquista palmo a palmo; a poco más sólo quedará de ella un recuerdo.

Después de meditar un momento el General, siempre en el tono humorístico, volvió a la carga sobre el mismo tema y dijo:

—Padre, ya sé yo lo que Federico de Prusia hubiera hecho con esa mujerzuela.

—Diga V. con esa réproba; ¿qué hubiera hecho?

—Hubiera casado a esa mujer tan varonil y tan marital con un granadero de su guardia para obtener hombres doblemente hombres.

Y soltó una carcajada como si realmente hubiera dicho una gracia.

Su Ilustrísima no le hizo eco.

—Dígame su reverencia ¿y el crimen de curar?...

—Eso no; tiene su diploma de París, y consta que estudió en calidad de hombre.

—¿Es en realidad un médico?

—Es un cirujano latino con licencia, lo que es algo más que esos romancistas y flebotomianos llamados a desaparecer; por tanto no fue curar su delito: falta mayor fue ocultarse tras su crimen, y dejar tanto tiempo a una pobre mujer en situación equívoca y nada envidiable.

—¿Cuánto tiempo?

—Más de tres años hace del matrimonio. Desde entonces se ocultó y ha sido ahora presa en Tiguabos.

—Padre, me ocurre una cuestión mitológica.

—¡Mitológica!...

—Pues, sí, un problema, una duda...

—Teológica, querrá V. decir.

—Eso, sí, teológica... ¡psit! ¡Qué quiere V.! Nosotros los militares!...

Sonrióse el obispo con cierto aire burlón, porque le pareció realmente original y gracioso que a un capitán de ejército se le ocurrieran ideas teológicas.

—Diga V., padre: ¿no purifica el bautismo?

—Del pecado original.

—El niño no puede tener otro; pero si el neófito es mayor de edad, ¿no queda purificado del todo?

—Sí, queda.

—En todas sus culpas, ¿no es eso?

—Sí, porque al bautismo de mayores precede siempre la confesión y absolución.

–Luego esa mujer-hombre al bautizarse quedó...
–Pecadora y sacrílega; porque no hubo verdadero bautismo, sino un engaño peor mil veces que el de Jacob usurpando la primogenitura de Esaú; bendición que *por dolo*[105] cae en un lodazal que a nadie santifica. Ese crimen fue tan sacrílego como el del casamiento.
–Más, padre; porque es el acto que más nos enlaza a la Iglesia; al fin, el matrimonio es un contrato social...
–¡Nunca! la Iglesia católica jamás aceptará eso: el matrimonio es un sacramento y su única sanción legal es la bendición de la Iglesia.
Una pausa. Una sonrisa en los labios del general ocultos bajo un espeso bigote canescente. Ambos interlocutores permanecieron un momento hablando con su propia conciencia. Al fin el general, ahogando la sonrisa, con gravedad pregunta:
–Pero, ¿qué objeto, padre, pudo llevar ese matrimonial unisexual? A eso no encuentro solución.
–Ni yo tampoco; pero, pues el hecho redunda en daño de tercero, enciérrese a esa loca hasta que el arrepentimiento redima su alma.

Capítulo XVII: La gran noticia

Una noticia sorprendente, inaudita, con puntos de inverosímil es la que vamos a dar al lector.

Esto que escribimos no es una fábula, no es cuento, no es invención; es una historia real y verdadera, en el hecho principal y en casi todos los detalles.

Hubo una mujer que en traje de hombre, después de servir en las campañas de Napoleón, realizó *ad pedem literem*, las extraordinarias, mejor diremos extravagantes hazañas que aquí hemos descrito.

Prescinda el lector si quiere del Catibo y de su afán de herborizar y de tocar la trompeta sin instrumento, y de dar purgantes a quien no los había menester ni los había pedido; pero sepa que en lo esencial no hemos hecho más que extractar y referir a nuestro modo, una de las causas célebres de Cuba: la bien conocida del médico-mujer.

Y créame el lector, de no ser así no me hubiera molestado en

---

[105] [Nota del editor] El término "dolo" se entiende como la intención de hacer un acto que se sabe contrario a la ley.

tomar la pluma, ni gastado papel, tiempo y tinta: no habría escrito un libro basado en un disparate.

No he sido nunca admirador ni partidario de esas novelas francas que a fuerza de inventar situaciones inverosímiles y hechos absurdos han creado un mundo nuevo, imposible, que no existió jamás sino en la imaginación descarriada de sus autores.

Sin la verdad o al menos la verosimilitud no hay novela que resista al análisis de los sensatos ni que deleite más que a los ignorantes. Por eso me desagrada la mayoría de las novelas francas.

La nuestra, repetimos, está basada en un hecho real y verdadero: id a Baracoa, a Santiago de Cuba, al pueblo de Tiguabos, ¿quién allí no conoce esta historia? La causa, seguida en el juzgado de Santiago de Cuba, donde radica, se imprimió en la revista titulada *La Administración*, con detalles que harían ruborizar a un carretero, aunque ese carretero fuera de los que trabajan en nuestros muelles.

¡A qué impurezas, a qué abominaciones se ve llevada la loca de la casa, esto es, la imaginación, al leer ese tejido de aberraciones y de obscenidades! Y aún hay que advertir que aquí la loca de la casa nada tiene que inventar: allí está todo, muy claro; muy pormenorizado, en letra de molde; felizmente no es lectura para damas, sino para esconderse en los empolvados archivos del escribano.

Ya puede considerarse cuánto, allá en la época del suceso, se comentó, y cuánto se disparató, aunque nunca quedó explicado el verdadero objeto que el médico-mujer se propusiera: de los comentarios brotaba sólo una ola de cieno, y la verdad quedaba siempre envuelta en hipótesis de fango.

Parece ser lo más verosímil que empezándose a sospechar por ciertos síntomas que el médico pertenecía al género femenino, quisiera, éste o ésta, probar ficticiamente virilidad, prohijando los hijos de una mujer con quien viviera marital, y, en apariencia, legalmente; mas cometió la torpeza de no preconfiar su secreto a la mujer que había escogido para tan irrisorio efecto, esperando obligarla al silencio por el dinero, la amenaza o el miedo al ridículo. También esperó, según consta en la sumaria, que en caso de descubrirse la escandalosa burla, estaría en honra de la facultad y en interés de la Iglesia y del poder judicial el ocultar el caso, corriendo sobre él un velo impenetrable, y mediante su ofrecimiento de salir inmediatamente y para siempre del país.

Pero debió equivocarse en sus esperanzas, porque intervenían en el caso hombres tan íntegros como el padre Sanamé en Baracoa y el obispo Espada en La Habana. Empero aun cuando fuera cierto que el médico-mujer buscara sólo quien la cuidara y le guardara sus ahorros, como declaró ante los jueces, aunque fuera cierto (lo que no es posible porque no requería eso un matrimonio sacrílego) que quisiera sólo salvar de la indigencia a una mujer pobre y sin protectores, siempre resulta el caso el más estrambótico, inmoral y cínico que puede imaginarse, y es absolutamente imposible justificar a la protagonista de esa inicua comedia; es imposible hablar de ella sino con repugnancia y horror.

Fracasará quien quiera que en novela o historia o lo que sea, emprenda la obra de su rehabilitación.

Y esto acaba de pasar a un apreciabilísimo amigo nuestro, hombre de nada comunes dotes, pero cuyo edificio de rehabilitación, basado sobre cimientos falsos, tenía que desmoronarse ante el primer examen de la opinión. Si toda esa suma de erudición, y diligencia y talento, artillería formidable disparada contra baluartes de cartón, la hubiera invertido á favor de un tipo como la Monja Alférez o la gallega María Pita, u otra de este tenor, el más satisfactorio éxito hubiera coronado su empeño. Pero la extravagante historia de la Faber no puede considerarse en serio. Es asunto propio de plumas como la de Boccacio o la de Quevedo.

Perdone nuestro amigo si no aplaudimos su obra aunque admiremos su laboriosidad.

Según consta en el citado proceso (va la parte histórica), esta extraña mujer nació en Lausana en 1791; casó de dieciséis años y a insinuación de su tío el barón de Avivar, con Juan Bautista Renaud, oficial francés, a quien siguió a la guerra. Quedando viuda, adoptó el traje de hombre, y se trasladó a París, donde estudió cirugía bajo el nombre de Enrique Faber. Como tal militó en España, y prisionera en Miranda, escapó sin que se descubriera su sexo; asistió a la campaña de Rusia, en 1816 vino a la Guadalupe, y de allí pasó a Santiago de Cuba, donde algún tiempo ejerció su profesión, siempre en calidad de hombre. Después se trasladó a Baracoa, entonces abrigo de muchos franceses emigrados de Santo Domingo que allí habían fundado el Barrio Francés. En esta ciudad se bautizó y se casó con una joven pobre, del campo, llamada Juana de León (no hemos creído necesario cambiar el nombre) y sin declarar su sexo a su *esposa* pasó a La Habana, donde se demoró meses (en eso no hemos hecho más que seguir la historia) y fue nombrado subdelegado de la jurisdicción de Baracoa.

La *esposa* no se conformó, y Enriqueta para sustraerse a su enojo huyó y se ocultó en el pueblo de Tiguabos, jurisdicción de Santiago de Cuba, donde permaneció tres años; porque eran difíciles entonces las comunicaciones y Tiguabos distaba de Baracoa lo que hay a La Habana de Madrid. Al fin descubierta y presa en 1823, fue reconocida judicialmente, declarada mujer, exonerada del cargo público y condenada a indemnizar a la agraviada consorte, a servir cuatro años en el Hospital de Paula de La Habana, siendo conducida en el traje propio de su sexo, cumplidos los cuales a salir de la isla y dominios españoles con extrañamiento perpetuo.

Nada recomendable fue su conducta en ese asilo, donde se dice que el doctor apareció de pronto encinta por obra y gracia de sus amores con un guardia (único punto dudoso porque es posterior al proceso y no está en el folleto *El médico-mujer* de José J. Hernández). Habiendo intentado por dos veces fugarse, se le encerró en las Recogidas; pero fueron tantas y tan repetidas las reyertas que suscitó en esta reclusión, y tantas las quejas y partes que recibió S. E., que no pudo menos que lanzarla del país antes de concluir su condena.

Esas palabras las tomamos de la sumaria; sin embargo, otros dicen que a su ruego y por prometer arrepentimiento y enmienda, el bondadoso obispo Espada intervino para hacer abreviar su tiempo de reclusión.

Se la condujo a la Florida y desapareció por mucho tiempo. En el año 48 la vemos aparecer en Veracruz, ejerciendo de partera en el hábito de las Hermanas de la Caridad y bajo el nombre de Sor Magdalena. Al año siguiente pasó a Nueva Orleans con la idea de ingresar en el hospicio de Caridad.

En este punto y en tal año la perdemos de vista. Como se comprende, disuelto por su propia virtud (o su patente falsedad) debía considerarse un matrimonio en que no había marido libre, y por sí misma debía quedar aquella viuda-doncella tan cínicamente burlada.

Sin embargo como había habido bendición nupcial y acta matrimonial en folios oficiales, se necesitó proceder a otras diligencias que anularan todo lo actuado y dejaran sin efecto el matrimonio unisexual. Así se hizo en efecto y la Juana de León, casada dos años después *en segundas nupcias,* dejó hijos que viven aún en la misma Baracoa y cuyos nombres no tenemos para qué dar al público.

Capítulo XVIII: Otra noticia y final

He aquí otra noticia interesante que nos urge comunicar al lector, y es que nuestra novela está concluida, porque ya ¿qué otra cosa podríamos hacer sino extractar la sumaria?

Si el curioso lector quiere más detalles, lea la CAUSA CRIMINAL CONTRA DOÑA ENRIQUETA FAVER POR SUPONERSE VARÓN Y EN TRAJE DE TAL HABER ENGAÑADO A DOÑA JUANA DE LEÓN, CON QUIEN CONTRAJO LEGÍTIMAS NUPCIAS EN etc., etc.

¡Ese *legítimas* me hace mucha gracia!

VII. Emilio Roig de Leuchsenring, "La primera mujer médico en Cuba, en 1819"[106]

Primera parte

Corría el año de 1819, las insurrecciones libertadoras de los pueblos americanos habían alcanzado proporciones continentales, y Cuba y La Florida se hallaban casi desguarnecidas de tropas y armamentos, cuando el Gobierno de Madrid juzgó necesario enviar a la Grande Antilla tres mil hombres de refuerzo que al efecto salieron del puerto de Cádiz a bordo de la fragata *Sabina* y varios buques mercantes. Iba al frente de esa tropa el teniente general don Juan Manuel Cajigal, viejo y achacoso, quien ignoraba el lugar y la misión a que se le destinaba. Cuando abrió, en la longitud indicada, los pliegos cerrados que traía, se encontró entre ellos el nombramiento de Capitán General de Cuba y las órdenes de reorganizar, con aquella tropa, y las demás que iría recibiendo, las fuerzas de La Habana y otros lugares importantes de la Isla. Entró en el puerto el 28 de agosto y al día siguiente tomaba posesión de su cargo, reemplazando al Teniente General don José Cienfuegos.

Favoreció sus primeros pasos en el Gobierno, la prosperidad general que habían ido alcanzando los negocios comerciales, y la industria de fabricar azúcar de caña, incrementada esta última de modo notable con las primeras aplicaciones de las máquinas de vapor, tanto en los ingenios, con el resultado del mejoramiento en la calidad y el ahorro en tiempo y brazos, como en los transportes marítimos.

El obispo Juan de Dios Espada y Landa[107] y el intendente Alejandro

---

[106] Emilio Roig de Leuchsenring, *Médicos y medicina en Cuba: historia, biografía, costumbrismo* (La Habana: Museo Histórico de las Ciencias Médicas Carlos J. Finley, 1965): 31-49. La primera parte de este texto se publicó originalmente bajo el seudónimo de "Cristóbal de La Habana" en la revista *Vanidades*, 15 de julio de 1946. La segunda aparece el 10 de agosto de 1946.

[107] [Nota del editor] El nombre que emplea Roig de Leuchsenring es incorrecto. El nombre del Obispo de la Habana de aquel entonces fue Juan José Díaz de Espada y Landa.

Ramírez figuraban, al igual que lo habían sido con su antecesor, Cienfuegos, como consejeros de Cajigal en los propósitos que aquellos perseguían de lograr el mejoramiento del país y el Real Consulado y las Sociedades Económicas de La Habana y Santiago cooperaban eficientemente en el mejor éxito de dicho propósito.

Cuando todo parecía asegurar largos días de bonanza en la administración de Cajigal, los sucesos ocurridos en la Península, al repercutir de modo turbulento en Cuba, le ocasionaron serios trastornos en la paz pública y lamentables humillaciones, con quebranto de su prestigio militar y político.

Rumores confusos habían llegado a La Habana de las sublevaciones constitucionalistas estalladas en la Península y que inició en el pueblo de las Cabezas de San Juan de Asturias, don Rafael de Riego proclamando el Código de Cádiz, y que forzaron a Fernando VII a jurar la Constitución de 1812 y convocar las Cortes.

El 14 de abril se había sabido en La Habana el fracaso de la primera insurrección de Andalucía y el capitán general Cajigal creía sofocado el movimiento sedicioso contra el monarca absoluto, cuando llegó a este puerto un ejemplar del *Diario Constitucional*, de La Coruña, del 13 de marzo, en que se publicaba el Real Decreto del 7, ordenando la jura del Código de Cádiz.

Rápidamente corrió la noticia por La Habana, y el pueblo se dispuso a festejarlo. Dice Pezuela: "componíase buena parte de la población de tenderos, almacenistas y dependientes... los más eran mozos peninsulares que se habían interesado candorosamente por la sedición de Riego".

El legalista gobernador no quiso atender las demandas populares en pro del juramento por los gobernantes y tropa de la Constitución, alegando que aún no había recibido oficialmente la noticia que daba el citado periódico, y en una proclama dio a conocer "que no habría innovación en el gobierno y estado de Cuba, hasta que a él no se lo ordenase el de Su Majestad".

Se extendió la algazara en La Habana y otros lugares de la Isla, a los que Cajigal hizo llegar su anterior resolución.

El pueblo no se dio por enterado, y con el pueblo hizo causa común la tropa, especialmente la oficialidad del batallón de Cataluña. Al reunirse el día 16 en la Plaza de Armas para, como de costumbre, pasar lista, los oficiales Manuel Vals y Manuel Elezaicin, vitorearon la Constitución de Cádiz, respondiendo con entusiasmo la tropa. Desde el Castillo de la Fuerza se asoció el batallón de Málaga. El paisanaje y los soldados francos de servicio llenaron la plaza, y algunos más audaces franquearon la puerta de entrada del palacio del gobernador, subieron las escaleras y dirigiéndose a la habitación de Cajigal, que se hallaba postrado por el asma –dice Pezuela–"forzáronle con intimidaciones descompuestas y amenazadoras a salir a la plaza casi sin vestirse y proclamar un ¡viva a la Constitución! con voz casi apagada".

Pero no paró aquí la cosa. El batallón de Tarragona que había conservado la disciplina y se disponía a sofocar la sedición popular y de parte del Ejército, recibió la orden del gobernador de salir a la plaza... a proclamar también el Código de Cádiz, a fin de evitar el derramamiento de sangre. Y poco después lo juraron igualmente toda la tropa de las fortalezas y las autoridades civiles, ayuntamientos, corporaciones, etc. de la Isla.

Para mayor ridículo, algunos que se decían sus amigos, obligaron a Cajigal a lanzar una proclama en que se vanagloriaba de haberse él anticipado espontáneamente a jurar y ordenar la Constitución, "por un efecto de su amor a la nación y a las nuevas instituciones".

Completaron el sainete las burlas y los ataques de los numerosos periódicos que vieron la luz pública, animados por el régimen de libertad que acaba de implantarse, entre los que se distinguieron por sus sátiras mordaces *El Botiquín, El Mosquito, El Esquife* y *El Tío Bartolo*.

El Botiquín se señaló por sus ataques al intendente Ramírez, amigo de Cajigal, y su defensa de *El Tío Bartolo*, que se ensañaba con el desprestigiado gobernador. Véase, como muestra, esta décima del primero de dichos periódicos, "al integérrimo y nunca bien ponderado Bartolo":

> *Toda apología es vana,*
> *ante tus pruebas, Bartolo*
> *y así es fijo que en ti sólo*
> *encontró Yuca La Habana:*
> *es tu política urbana*
> *jocosa, sin desvergüenza,*
> *y propia a que se convenza*
> *el grande gremio de Anfibios,*

*cuando grita en los Toribios
un loco: "cruja la Prensa".*

El 19 de enero de 1819 llegó a Santiago de Cuba, a bordo del velero *La Helvecia*, un hombre joven, de finos y delicados modales, natural de Suiza, de profesión médico cirujano, cuyas señas personales eran "estatura cuatro pies y diez pulgadas, color blanco, ojos azules, frente chica, cabellos y cejas rubios, nariz abultada, boca chica, barbilampiño, con muchas señales de viruelas, de edad de 25 años y de religión católica, apostólica y romana".

Por su calidad de extranjero y su profesión de médico, a fin de resolver su situación en la Isla y poder ejercer la medicina, se trasladó a La Habana en los días en que el pueblo y la tropa obligaban a Cajigal a jurar la Constitución del año 12, y mezclado entre la multitud que colmaba la Plaza de Armas, presenció la sedición de los batallones y la jura del Gobernador. Y en Palacio entró, aprovechando la confusión imperante, a conocer de labios del propio gobernador el resultado de las instancias que había presentado a la superior autoridad de la Isla a fin de diafanizar su situación.

Lenta y reflexivamente subió las escaleras de Palacio Cajigal, y al llegar al piso superior fijó la vista en aquel sujeto de tipo extranjero, y suponiendo quién fuera, le indicó lo siguiera hasta el Salón del Dosel, dando orden de que "no quería ver a nadie", mientras de la calle llegaba el ruido de los vivas, cantos y músicas de la ciudad alborozada por el fausto acontecimiento de la Jura de la Constitución:

–Creo reconocer en usted al médico suizo recién llegado a esta ciudad y del que tengo noticias estuvo en las guerras de Bonaparte y ahora solicita con insistencia una carta de domicilio y permiso para ejercer la profesión de médico cirujano –expresó el Capitán General.

–Es muy cierto, excelentísimo señor. Soy el doctor Enrique Faber; he estado en esa campaña y deseo los permisos y autorizaciones que su excelencia manifiesta.

–Dejad el tratamiento. Como yo tomé parte en aquellas luchas de gigantes, y tuve la desgracia de caer prisionero de los franceses en la heroica defensa de las baterías de Vera, me inspiran predilección los que como yo pelearon entonces, aunque hubiese sido en campo diferente.

–Es un alto honor para mí, excelentísimo señor.

–Os repito que podéis tratarme de usted cuando nos hallemos solos. Pronto quedaréis complacido, porque ya he firmado las órdenes correspondientes. Ya se comunicarán a usted directamente y al público por los periódicos. Podéis retiraros.

En efecto, a los pocos días, los principales periódicos de La Habana, tanto los que normalmente se publican como los salidos con motivo de la libertad de imprenta constitucional, insertaron sendos documentos en los que vio cumplidamente satisfechos sus deseos el doctor Faber.

Era el primero, la *Carta de Domicilio* en la que "don Juan Manuel Cajigal, Caballero Gran Cruz de las Reales Órdenes de Isabel la Católica y de San Hermenegildo, Teniente General de los Reales Ejércitos, Gobernador de la Plaza de La Habana, Capitán General de la Isla de Cuba y de las dos Floridas, etc., etc.", declaraba que "al expresado don Enrique Faber, que es de nación suizo, de estado casado, de edad de 25 años, de profesión médico-cirujano, le concedo esta carta de domicilio, con la cual podrá establecerse en el lugar de esta Isla que le convenga ejercer su oficio o profesión..".

El otro documento era el Título de Cirujano Romancista, expedido por los doctores don Nicolás del Valle, médico honorario de Cámara y protomédico regente del Tribunal del Protomedicato de esta siempre fidelísima ciudad de La Habana e Isla de Cuba, y don Lorenzo Hernández, médico consultor honorario y segundo protomédico; socios de la Sociedad Patriótica de esta Ciudad, jueces examinadores, visitadores y alcaldes mayores de todos los médicos, cirujanos, boticarios, flebotomianos, hernistas, algebristas, ocultistas, destiladores, parteras, leprosos y de todo cuanto comprende la facultad médica y de sus ejércitos y armadas nacionales, etc., los cuales declaraban que a su audiencia y juzgado había comparecido el referido Enrique Faber, y "le examinamos en teoría y práctica en dos tardes sucesivas haciéndole varias y diferentes preguntas sobre el asunto y demás que se tuvo por conveniente en que se gastó más tiempo de dos horas, a que respondió bien y cumplidamente, y habiendo prestado el juramento acostumbrado de defender en cuanto le sea posible la Purísima Concepción de Nuestra Señora la Virgen María, usar bien y fielmente su facultad, hacer limosna a los pobres en el llevar de su trabajo, etc.", el tribunal le despachó título y licencia para ejercer en toda la Isla, "todo género de enfermedades correspondientes a ella, visitando enfermos, enseñando discípulos y practicando cuanto los cirujanos aprobados y revalidados pueden y deben ejecutar".

Ya en posesión de su título, el Gobierno nombró a Enrique Faber, a propuesta de sus propios examinadores, Fiscal del Protomedicato en Baracoa.

"M. Enrique", como era conocido en La Habana el protagonista de esta verídica historia, que ha de parecer novela, logró cartas de recomendación del intendente Alejandro Ramírez y del Padre Félix Varela, profesor de la recién creada cátedra de Constitución de San Carlos, para el doctor don Manuel de Vidaurre, nativo del Perú y Oidor de la Audiencia de Puerto Príncipe.

Cuando M. Enrique logró estos documentos no creyó resueltas por completo todas las tribulaciones que lo habían impulsado a cambiar la ciudad de Santiago de Cuba, lugar de su primera residencia en esta Isla, por la más tranquila y escondida de Baracoa, y venir más tarde a La Habana para legalizar su situación civil y científica, sino que abrumado por la voz de su conciencia, se decidió a visitar al obispo de esta capital, Juan José Díaz Espada y Landa, cuyas virtudes y talentos, demostrados a diario con su actuación religiosa y cívica, su protección a la ciencia, las letras y las artes, sus incansables desvelos por la suerte de los pobres y desvalidos y su interés por el mejoramiento de la salud pública, le habían hecho acreedor al respeto, el cariño, la admiración y la gratitud de todas las clases sociales de la Isla.

A este santo varón e ilustre prelado acudió M. Enrique a contarle sus cuitas y pedirle consejo y orientación.

¿Cuáles eran las tribulaciones del médico cirujano suizo que acaba de incorporarse al protomedicato cubano?

Lo sabrá el lector de nuestro próximo trabajo.

Segunda Parte

En nuestro trabajo anterior dejamos al lector pendiente de su natural curiosidad por conocer cuáles eran las tribulaciones que agobiaban al médico cirujano suizo M. Enrique Faber, recién incorporado al protomedicato médico, y que ofreció confiar al ilustre prelado Juan José Díaz Espada y Landa, obispo de La Habana.

Las descubrirá enseguida el lector.

Al establecerse en Baracoa, una tarde fue llamado a asistir de caridad, a una joven huérfana que vivía en al mayor miseria, en un humilde bohío, al amparo de una anciana lavandera. Aquélla se llamaba Juana de León; ésta, Luisa Menéndez.

M. Enrique se compadeció profundamente de la infeliz guajirita, víctima de la terrible tisis, y al comprobar su desamparo, que había de agravarse el día que falleciera su protectora, le propuso contraer matrimonio, formal que no real, y con la sola finalidad "de que prolongue su vida y de que me sirva de compañía, de consuelo y hasta de estímulo para luchar con la sociedad". Ante el asombro de Juana y su intención de interrumpirle para negarse a ese sacrificio que pretendía hacer por ella, M. Enrique le hizo esta confidencia:

–Mi vida se funda en un terrible secreto, que en estos momentos no puedo revelarle; quizás lo haga más tarde, pero al presente es imposible. Si usted se casara de verdad, como la demás mujeres, muy pronto sucumbiría. Mi temperamento frío como el mármol, no necesita de las fuertes impresiones del amor material[108].

M. Enrique le explicó que ante el mundo serían dos esposos, pero en la intimidad matrimonial sólo dos amigos, ofreciéndole convertirse al catolicismo para poder celebrar el matrimonio, hacerla feliz y busca la paz para su alma.

Juana se aproximó a él, le dio la mano que ardía con la fiebre de su mal; y confundiendo sus lágrimas con las suyas y sus besos con sus besos, sólo pudo responderle:

---

[108] [Nota del editor] Como señalamos en otra parte de este texto, se nota que Roig de Leuchsenring ha utilizado la novela de Clemente Vázquez como base de su obra "histórica". Además, cuando uno compara los dos textos, resulta obvio que varias de las frases fueron copiadas al pie de la letra por Roig. Véase el texto de Clemente Vázquez, pp. 218-225.

—¡Pero si siento morirme!

Y el 11 de agosto de 1819, después de haber hecho su conversión al catolicismo, recibiendo las aguas del bautismo, fueron desposados y velados en la Iglesia Parroquial de Nuestra Señora de Baracoa, por Tomás Vicente Sores, por comisión del cura de la misma, don Felipe Sanamé, después de corridas las tres proclamas y hechas la información y licencias indispensables y recibido la confesión y la comunión. Ella hizo constar que era hija legítima de Buenaventura y de María Manuela Hernández, ya fallecidos. El dijo ser hijo legítimo de Juan y de Isabel Cavent.

Los primeros meses del matrimonio transcurrieron felices para ambos cónyuges. Ella mejoraba notablemente, él ganaba mucho dinero en el ejercicio de su carrera y era querido de la población por las muchas obras de caridad que realizaba, asistiendo gratuitamente a los pobres, aun a medianoche.

Pero no tardaron en aparecer las primeras nubes de dolor. Durante sus forzadas ausencias del hogar, era visita frecuente del mismo el licenciado José Ángel Garrido, padrino de la boda y empezó a notar en Juana ya convaleciente, que no se conformaba con su pasivo papel de amiga y compañera, y ante las esquiveces de su marido, se volvió cavilosa y sombría.

Un día le recordó la confidencia que le había hecho de un terrible secreto, y le pidió se lo aclarase. Además le declaró:

—Si hemos de seguir así, preferiría no vivir; me siento bastante fuerte para que puedas ser mi marido. Todas nuestras amistades me preguntan cuál es la causa de que me trates con tan visible desvío, y a mí me llama mucho la atención que nunca quieras vestirte, desnudarte o dormir junto a mí. El licenciado Garrido afirma que tú tienes una vocecita femenina, y yo tengo que decirte que estoy celosa, porque me figuro que quizás tengas en otra parte tus verdaderos amores... Calma mis inquietudes, amado Enrique; sí, esposo de mi alma, porque te adoro con frenesí.

A salvar la difícil situación en que se encontraba M. Enrique, vino un ordenanza, portador de un oficio del teniente gobernador de la jurisdicción, prohibiéndole el ejercicio de la medicina y cirugía mientras no tuviese autorización oficial para ello, porque se decía que el título que él exhibía no era realmente de él, sino de un pariente fallecido en las batallas de Napoleón. Le mostró a Juana el oficio, haciéndole ver la urgencia de marchar a La Habana y aclarar su situación profesional, prometiéndole que al regreso, su vida sería absolutamente conocida para ella.

"Se trata, le agregó, de un voto religioso que sólo podría descubrir con la autorización del obispo y aprovecharía la oportunidad de recabarla del bondadoso y santo obispo Espada, durante su estancia en La Habana".

Juana se mostró satisfecha y dispuesta a esperar el regreso de su amado y esquivo esposo.

El doctor Enrique se halla sentado frente al obispo Espada en una banca de bejucos silvestres en el patio del palacio de éste.

–Ilustrísima...

–Por ahora no soy más que un sacerdote. Llámame padre, que era el vocablo predilecto del hijo de Dios.

–Padre –y al decir esto se arrodilló y prorrumpió en sollozos–, mirad en mí a una gran criminal. Me casé con una joven y yo soy también mujer, vestida de hombre. Me he mofado de la religión y del altar. Compadeced a la sacrílega...

Fue así como comenzó a narrar su vida y confiarle sus tribulaciones el hasta ahora doctor Enrique, a quien de aquí en lo adelante, descubierto ya por él mismo su verdadero sexo, llamaremos Enriqueta Faber.

Había nacido en Lausana, Suiza, el año 1791, hija de Juan Faber e Isabel Cavent. De pocos años quedó huérfana al abrigo de su tío Enrique, barón de Avivar, coronel del regimiento francés número 21. "No siendo mi genio propio para las costumbres de las mujeres, procuró mi tío casarme, con el fin de atraerme al verdadero porte de una mujer". Ella accedió, "por dar gusto a mi tío", y lo hizo con Juan Bautista Renaud, oficial del regimiento del aquél. Fue con ellos a la guerra con Alemania, y en una batalla vio morir a su marido. Contaba entonces 18 años y sin hijos, pues el único que había tenido murió a los ocho días de nacido.

De acuerdo con su carácter independiente, abandonó a su tío y se fue a París. De sano corazón y libre de las atracciones sexuales, deseosa de ganarse la vida por su propio esfuerzo y convencida de que, como mujer, sólo tenía en aquellos tiempos dos caminos a seguir: el matrimonio o la prostitución, "se vistió de hombre y se puso a estudiar cirugía, bajo el nombre de Enrique Faber", recibiéndose de cirujano, "con el intento de socorrer a los necesitados".

Con otros médicos fue enviada a los ejércitos que trataban de conquistar Rusia, y allí encontró a su tío y con él tomó parte en toda aquella desastrosa campaña, asistiendo a los heridos.

Pasó a España, murió su tío, fue hecha prisionera en Miranda, hasta que firmada la paz fue libertada, dirigiéndose a París, y de ahí a la Antilla francesa Guadalupe. Pero los negocios no le fueron bien y decidió venir a Cuba, "sin mudar de traje, así porque estaba acostumbrada y bien hallada en la libertad que la proporcionaba el vestido de hombre, como porque con éste podía ejercer su profesión y adquirir fortuna, sin idea de hacer mal a nadie y más con la de socorrer con su oficio a los necesitados, como lo había hecho siempre".

Pasó después Enriqueta a narrar al señor obispo su vida en Cuba, su estancia en Santiago y Baracoa, su matrimonio con Juana de León, las dificultades que se le habían presentado en su hogar y en el ejercicio de su carrera.

—Para transigir con mi conciencia, ¿qué es lo que tengo que hacer, padre mío? —Le preguntó al obispo Espada.

—El asunto es más grave de lo que te parece. Tienes un alma desequilibrada. Tus pecados son horrendos. Te has burlado del altar... Arrodíllate y reza conmigo: "Señor mío Jesucristo... me pesa de todo corazón el haberos ofendido, propongo enmendarme y confesarme a su tiempo y confío de vuestra bondad que me perdonaréis y me daréis gracia para nunca más pecar. Amén".

Su Ilustrísima, en actitud muy severa y poniéndole la mano sobre su cabeza, le dijo a Enriqueta:

—Regresarás inmediatamente a Baracoa, confesándole a la infeliz Juana todas tus maldades, y le suplicarás u obligarás a que presente querella contra ti, cumpliendo después la condena que te sea impuesta por los tribunales. Cumplida la pena, te dedicarás a asistir a los enfermos, vistiendo el hábito de hermana de la Caridad y después que hayas purgado bastante todas tus culpas, sólo entonces quedará consumada tu bella reconciliación con el Altísimo. Para ese caso te absuelvo de todos tus horribles pecados, en nombre de nuestro Dios poderoso.

Ya en Baracoa, no cumplió Enriqueta totalmente las órdenes que le había dado el obispo Espada, por creerlas muy crueles y extraordinariamente implacables.

Convencida de que Juana no se avendría a convertirse en enemiga suya, a menos que ella se presentase ante su vista como cruel, despreciativa, burlona, desvergonzada, cínica, optó por provocar que en la población se divulgase su verdadero sexo, lo que llegó a oídos de Juana, sin reacción alguna contra ella.

Al fin confesó a Juana la verdad entera, lo que ésta no quiso creer; lloró, gritó, y le propuso que continuaran viviendo en paz, queriéndose como hermanos y aparentando ser felices en el matrimonio, lo que Enriqueta aceptó.

Pero ya no era posible que reinara la paz en aquella artificial unión, y después de un corto viaje de negocios a Santiago, Enriqueta le dijo a Juana:

–Escoge: o te vas de Baracoa, dejándome aquí, o seré yo la que se vaya, para que podamos vivir tranquilas, sin que el público nos vea juntas, durmiendo bajo el mismo techo. Nuestra separación ha llegado a ser indispensable.

Juana se negó, pero a fin de extinguir en el corazón de ésta toda consideración hacia ella, Enriqueta le contestó airada:

–Tú bien sabías que yo no era hombre cuando nos íbamos a casar, pero eso te importaba poco, porque lo que deseabas era mi dinero. Los amantes podrían buscarse después; el licenciado Garrido…

–¡Miserable! –contestó ella–. Haré puesto que lo pretendes, lo que ese licenciado me está aconsejando desde hace tiempo. Te llevaré a los tribunales, si no te quitas de mi presencia inmediatamente…

Enriqueta le arrojó la llave de su escaparate, y le dijo:

–Ahí tienes eso, para que puedas heredarme en vida. Ya que consientes en ello, me iré a muchas leguas de aquí y bien pronto saldré de Cuba, para no volver a ella en ningún tiempo. ¡Que te diviertas con tu licenciado!…

Enriqueta se marchó al pueblo de Tiguabos, donde bien pronto se corrió que era mujer. Se reunía allí con gente soez y pendenciera, dedicada a las orgías, con al que sostenía frecuentes disputas. Uno de ellos José Ramos quiso apostar una onza de oro a que Faber era mujer. Logaron un día llevarla al pueblo del Caney y allí, después de abundantes libaciones alcohólicas, la desnudaron, comprobando su sexo. Ella amenazó de muerte a uno de los que, no conforme con ello, había querido ultrajarla, y ofreció al Ramos, un negro, que le daría quinientos pesos, si le quitaba la vida a aquel individuo.

El 10 de enero de 1833 presentó Juana de León querella criminal contra Enriqueta Faber, mediante poder conferido al licenciado don José Ángel Garrido, padrino que había sido de su boda, pidiendo nulidad del matrimonio[109]. Alega: que accedió a casarse "atendidas las circunstancias de orfandad y desamparo en que se veía", sin que le fuese posible "sospechar que los designios de ese monstruo fuesen dirigidos a profanar los sacramentos" y a burlarse de ella "del modo más cruel y detestable, abusando de su buena fe, candor e inexperiencia". Acusa a Enriqueta de haber consumado artificialmente el matrimonio en forma "que la decencia no permite referir", hasta que descubrió, mientras descuidadamente dormía, que era mujer, confesando entonces "su incapacidad para el estado conyugal", haciéndole indignas proposiciones que ella rechazó.

Enriqueta fue presa el 6 de febrero. Se ordenó su reconocimiento por los facultativos, lo que ella trató de impedir, confesando su verdadero sexo, pero el reconocimiento se realizó, con el resultado de "que se hallaba dotada de todas las partes pudendas propias del sexo femenino".

En la cárcel trató de envenenarse, por haber llegado hasta ella el rumor de que se le iba a pasear desnuda por las calles.

En sus descargos, expresó que al adoptar el traje de hombre no había tenido la intención de ofender a nadie sino ganarse la vida como sólo resultaba posible a los hombres; negó que hubiera usado de artificios en su matrimonio con Juana, afirmando que ésta no conocía su sexo antes de la boda y reconoció su culpa "respecto a la Divinidad y profanación del sacramento, declarando que el párroco no tuvo la menor noticia de su sexo; pero que en cuanto al público, no habrá una acción que se le pueda reprender, porque lejos de hacer a persona alguna la menor ofensa, ha hecho a todos el más bien que ha podido, así en su profesión como fuera de ella".

El juez segundo sustituto de Santiago de Cuba, don Eduardo María Ferrer, Teniente Coronel retirado y Alcalde Primero constitucional, dictó sentencia en 19 de junio, condenando a Enriqueta Faber, "por los horribles crímenes de haber andado desde que vino a esta Isla disfrazada con el vestuario de hombre, siendo real y perfectamente mujer, de haber contraído matrimonio con Juana de León, después de bautizada

---

[109] [Nota del editor] La fecha debe ser el 1º de enero de 1823.

en la iglesia parroquial de Baracoa... ludibrio y negro ultraje inferido a la Divinidad..", a "sufrir reclusión en la Casa de Corrigendas, establecida en la ciudad de La Habana, por diez años, bajo la especial vigilancia de las autoridades competentes, con calidad de que cumplidos permanecerá recluida hasta que haya ocasión de ser remitida a cualquier punto extranjero, el más lejano posible de la Isla, con absoluta prohibición de volver a entrar con pretexto alguno en los dominios españoles, apercibida de que encontrándosela en cualquiera de ellos se le impondrá doble reclusión, con las demás penas que haya lugar".

Enriqueta apeló de esta sentencia a la Audiencia territorial de Puerto Príncipe, escogiendo como defensor al licenciado Manuel de Vidaurre, quien se interesó tan vivamente por ella, que para poder defenderla renunció su cargo de oidor ante esa Audiencia.

De su brillante informe son estos párrafos[110]:

–Enriqueta Faber no es una criminal. La sociedad es más culpable que ella, desde el momento en que ha negado a las mujeres los derechos civiles y políticos, convirtiéndolas en muebles para los placeres del hombre. Mi patrocinada obró cuerdamente al vestirse con el traje masculino, no sólo porque las leyes no lo prohíben, sino porque pareciendo hombre podía estudiar, trabajar y tener libertad de acción, en todos los sentidos, para la ejecución de las buenas obras. ¿Qué criminal es ésta que ama y respeta a sus padres, que sigue a su marido por entre cañonazos de las grandes batallas, que cura a los heridos, que recoge y educa a negros desamparados, y que se casa nada más que para darle sosiego a una infeliz huérfana enferma? Ella, aunque mujer, no quería aspirar al triste y cómodo recurso de la prostitución...

–Debe ser una santa... –interrumpió irónicamente el fiscal.

–O mejor una víctima –repuso el defensor.

La Audiencia le rebajó la condena, de diez a cuatro años, de servicio del Hospital de Paula, de la ciudad de La Habana, "a donde será conducida en traje propio de su sexo, los cuales cumplidos saldrá de la Isla con extrañamiento perpetuo del territorio español". Firmaron el

---

[110] [Nota del editor] Roig de Leuchsenring basa la histriónica defensa de Enriqueta Faber por el licenciado Vidaurre en la novela de Clemente Vázquez. Desafortunadamente, Roig de Leuchsenring no acudió a los documentos originales ni a la transcripción publicada en *La Administración*. Esta escena, totalmente ficticia, ha dado pie a muchas interpretaciones equivocadas sobre el caso.

auto de sentencia los magistrados Robledo, Álvarez, Portilla Gómez, Frías y Bernal. Dio fe, el secretario Francisco Agramonte y Recio, en 4 de octubre.

El desplome total que en su vida significaba esta condena convirtió a la pacífica y bondadosa Enriqueta Faber, en irascible y pendenciera. Por tratar de escaparse del Hospital, se la envió a las Recogidas. Fueron tantas las reyertas que suscitó allí, que fue embarcada a los Estados Unidos.

En 1844 se presentó en Veracruz al doctor Juan de Mendizábal, vestida con el hábito de las Hermanas de la Caridad, suplicándole la protegiese como partera. Le enseñó a este facultativo sus papeles. El verdadero nombre: Enriqueta Faber; el de Hermana de la Caridad: Sor Magdalena. Tenía entonces sesenta años.

Después pasó a Nueva Orleans, donde acabó santamente sus días asistiendo a los enfermos.

Enriqueta Faber puede ser considerada pionera del movimiento feminista triunfante ya en casi todo el mundo y felizmente en nuestra patria. Hoy en día, en que la mujer goza en Cuba de absoluta igualdad de derechos civiles y políticos con el hombre, sin necesidad de vestir trajes masculinos, hubiera podido estudiar, graduarse y ejercer de doctora en Medicina. Es ella la primera mujer médico que ha habido en nuestro país, legalmente aceptada por el Protomedicato de La Habana.

Lo que de ella dijo en su defensa el licenciado Vidaurre, se ha cumplido justamente:

–Vuestro nombre, Enriqueta, pasará a la historia de Cuba con los respetos de las almas grandes y de los corazones generosos... Por mi parte, después de haberlo meditado mucho, y de haber sometido vuestra conducta al crisol de mi conciencia honrada y al escalpelo de mi austero carácter, os absuelvo completamente y sin reservas...

VIII. Ernesto de las Cuevas Morillo. "El Dr. Enrique Faver"[111]

> Fiscal del Promedicato de Madrid en Baracoa. –Su casamiento con Juana de León. –Su ocultación de su estado civil y su falsedad en los documentos públicos y religiosos. –Su procesamiento. –Su condena. –Su prisión en la Cárcel de Mujeres de La Habana. –Su destierro a la Florida. –Anulación de su matrimonio. –Nuevo casamiento de Juana de León. –Su felicidad conyugal. –Sus descendientes–[112].

En el año 1819 llegó a esta localidad un individuo, de porte y modales distinguidos, vestido con elegancia, presentándose al Alcalde Municipal, en su despacho, entregándole algunos documentos que acreditaban el lugar de su nacimiento, Francia, la posesión del título de Dr. en Medicina, por la Universidad de París, su representación en Baracoa de Fiscal del Promedicato de Madrid y su autorización para ejercer la profesión en el territorio de esta Isla.

En los mismos documentos se hacía constar que había prestado muy buenos servicios; en campaña, en los ejércitos de Napoleón.

A los pocos días de su llegada a esta ciudad adquirió una numerosa clientela, distinguiéndose, en el ejercicio de su ministerio, por su capacidad, su actividad y por sus obras de humanidad, teniendo para los enfermos pobres frases de consuelo para alivio de sus males.

Entabló muchas relaciones de amistad y ofreció especial distinción a una estimada dama de esta sociedad, a quien asistió, como médico, la Srta. Juana de León, a la que, después de alguna vacilación, le declaró el profundo amor que por ella sentía su alma y su firme resolución de contraer matrimonio, en el más breve tiempo posible.

---

[111] Ernesto de las Cuevas, *Narraciones históricas de Baracoa*, Baracoa, *La Crónica*, 1919, pp. 71-88.

[112] [Nota del editor] En esta versión, Faber consigne la residencia en la Isla y la licencia de practicar medicina antes de casarse con Juana de León. De acuerdo a la documentación que tenemos el matrimonio (11 de agosto de 1819) fue anterior a la carta de domicilio (22 de marzo de 1820) y el título de médico cirujano (27 de abril de 1820). Es probable que Faber se haya casado precisamente para obtener la residencia en Cuba.

La Srta. Juana de León oyó, con el rubor propio de una dama de su edad, de dieciséis años, y de su educación esmerada, las declaraciones que le hacía su pretendiente, dejando ver en su rostro, de virgen, que estaba dispuesta a corresponder a las frases dulces y halagadoras, que acababa de oír y le habían tocado las fibras de su corazón.

Una vez establecidas, en debida forma, las relaciones amorosas entre los novios, y señalado el plazo para la celebración de su casamiento; el Dr. Faber le hacía observar a su prometida, repetidamente, que él, al disponerse a celebrar el sacramento espiritual, tenía el firme propósito de atender, en primer lugar, a la curación de la enfermedad que venía padeciendo esta última, hasta lograr, por completo, el restablecimiento de su salud, porque la pasión que él sentía por ella era santa, espiritual, ajena, por supuesto, a todo interés material.

Y estas observaciones, que podrían estimarse como impertinentes, por la forma reiterada en que se hacían, era algo así como una revelación de la conciencia, dando a conocer, veladamente, la perpetración del delito que había de realizarse con la celebración del matrimonio que se anunciaba, por obra de un capricho o de una acción inexplicable, que estaba en pugna con el sentido moral y con los impulsos de la naturaleza.

Pero la virgen, casta y pura, que había de caer en la red, que preparaba el excéntrico pretendiente, no podía llegar a sospechar, imposible, el alcance que tenían las frases contenidas en dichas observaciones, y dando riendas sueltas a sus sentimientos angelicales, creía que la unión indisoluble que había de contraer, muy en breve, con el escogido por su corazón, había de colmarle de dichas y felicidades durante su existencia.

¡Cuán ajena había de estar la candorosa virgen de que la realidad, la triste realidad, había, en no lejano tiempo, de hacerle apurar el cáliz de la amargura!

El día 11 de agosto de 1819 se juraron amor eterno ante el altar principal de la iglesia parroquial, la distinguida señorita Juana de León y el doctor en Medicina, señor Enrique Faber, Fiscal del Protomedicato de Madrid en Baracoa, y Médico Municipal de esta ciudad.

El periódico *Diario de Cuba*, que se publicaba en Santiago de Cuba, en aquella fecha, dio conocimiento, en sus columnas, de dicho matrimonio.

Habían transcurrido más de tres meses de la celebración de aquel acto, sin que se hubiera advertido nada de particular en la mansión de los novios, que aparecía rodeada por la felicidad de dos seres que habían unido su alma para consagrarse al amor.

En el semblante de la Srta. Juana de León no se manifestaba la dicha; pero de sus labios no salía ninguna manifestación de queja ni de aflicción.

Los padres de Juana, y un tío, que la quería con toda su alma, observaban en aquella un carácter especial, muy distinto al que siempre había manifestado, muy alegre y risueña, trocándose este último en taciturno y triste, con la tristeza del que tiene en su pecho un gran sentimiento, sin hacer de él revelación de ningún género[113].

Y la ocultación de la realidad que existía en el matrimonio expresado, hubiera tal vez, durado mucho tiempo, si la criada de confianza de Juana, no hubiera, por un acto de inadvertencia, de curiosidad o de imprudencia, entrado, cierta mañana, de sopetón, en el cuarto donde se estaba bañando el Dr. Faber, y hubiera visto, con grandísima sorpresa, quedándose estupefacta, sin saber qué actitud adoptar, si seguir más adelante, si quedarse quieta en el mismo sitio, o si retirarse inmediatamente, que este último era una mujer como cualquiera otra.

El Dr. Faber, al verse descubierto por la criada, trató de sobornar a ésta, ofreciéndole una cantidad de dinero para que no le dijera a Juana lo que había presenciado en el cuarto de baño; pero ésta no quiso aceptar dicha dádiva, si bien se comprometió, bajo juramento, no decir nada a su ama, respecto al particular de que se trata.

La criada cumplió estrictamente lo que le había ofrecido al Dr. Faber, no diciéndole nada a Juana, respecto al descubrimiento de su sexo; pero no pudo resistir a la tentación de darle cuenta del hecho a una tía suya, que no resultó muy reservada, pues sin pérdida de tiempo se lo refirió a más de dos personas, y rodando la noticia, como una bola, entre compadres y comadres, resultó lo que necesariamente tenía que suceder, que el tío de Juana, antes mencionado, tuvo conocimiento de aquella revelación e inmediatamente se dirigió a la morada

---

[113] [Nota del editor] Al contrario a la información que tenemos en la solicitud de contraer matrimonio y la querella, Juana de León, en la crónica de Ernesto de las Cuevas, no es huérfana.

de su sobrina Juana, que se encontraba libre de la presencia de su esposo, y después de algunas preparaciones, como se hace en los casos en que se va a comunicar a una persona una noticia que ha de afectarle grandemente, le dijo: que tenía el pleno convencimiento de que el Dr. Faber pertenecía al sexo femenino, y había cometido el delito de ocultar su estado civil y de falsear las manifestaciones que había hecho en los documentos oficiales que había presentado, pidiendo la autorización para contraer matrimonio, estando dispuesto él a denunciar el hecho a los tribunales de justicia, no solamente para que se castigara el grave delito cometido por el Dr. Faber, sino por alcanzar la anulación del matrimonio, encontrándose, entonces, ella en libertad de acción para separarse del falsario, unirse a sus padres y contraer nuevo matrimonio, en el día de mañana, con el hombre que escogiera su corazón de virgen impecable.

Juana, en medio del mayor sufrimiento, anegada en llanto, le rogó a su tío que no hiciera nada en contra de su esposo, que siempre se había demostrado cariñoso y solícito para combatir su enfermedad, encontrándose, ya completamente buena.

Su tío le contestó que él no mostraría gran empeño porque se le aplicara al Dr. Faber el castigo a que se había hecho acreedor por su profanación a los sacramentos de la Iglesia y por la burla sangrienta que había hecho a los padres de ella misma, de Juana, y a sus demás familiares, entre los cuales se encontraba él, mostrándose como un miembro del sexo masculino, en condiciones de poder contraer matrimonio con cualquiera dama; pero que había de ser inexorable en sus propósitos de conseguir la completa anulación del expresado, y ella, mientras resolviera los tribunales de justicia el asunto, por virtud de la denuncia que se proponía hacer, sin dilación alguna, fuera a unirse a sus queridos padres, que habrían de recibirla con los brazos abiertos para consolarla en su desgracia.

Juana recomendó nuevamente a su tío que tuviera compasión de su marido y que no tratara de hacerle daño alguno; que si él la había engañado, ocultándole su estado civil, ella estaba dispuesta a perdonarlo, en atención a los bienes que le había hecho como médico.

Con conocimiento el Dr. Faber de que el tío de Juana había recurrido al Juzgado de Primera Instancia, pidiendo la anulación de su matrimonio, por ocultación de su estado civil y por falsedad en documentos públicos, determinó embarcarse para Santiago de Cuba y estar a la expectativa de lo que resultara de la denuncia producida por el tío de Juana, en el Juzgado de Primera, Instancia de Baracoa, respecto a la falsedad de su estado civil, ejerciendo, mientras tanto, su profesión de Médico en el Término Municipal del Caney[114].

Enterado el Dr. Faber de que con motivo de la denuncia expresada, se le había declarado procesado y con la obligación de presentarse a declarar ante el Juez de Primera Instancia de este Partido, se dirigió a la Capital de la Isla y celebró una entrevista privada con el Obispo de La Habana, el Ilustrísimo Señor Juan F. Díaz Espada y Landa[115], a quien puso en conocimiento de todos sus actos realizados, desde que salió de Madrid para la Isla de Cuba, representando, como Fiscal, al Protomedicato de la Capital de España en Baracoa, hasta su casamiento con la Srta. Juana de León, habiendo ocultado su estado civil y cometido el delito de falsedad en documentos necesarios para la realización de su casamiento y la actitud que había adoptado el tío de Juana, denunciándolo ante los tribunales de justicia.

Enriqueta Faber, en esos momentos, presentóse tal y como era, como una mujer infortunada, sollozando, anegada en llanto, y pedía al ministro de Cristo piedad y conmiseración ante su desgracia.

El obispo, muy compadecido, le aseguró que haría por ella todo lo que pudiera.

El Dr. Faber regresó a Santiago de Cuba, en momentos que por los tribunales de justicia se había dictado auto de requisitoria de su persona, para que se presentara a declarar ante aquéllos a la mayor brevedad posible, y quedar sujeto a sus resoluciones.

Acudió al Juzgado, primero, y después, a los pocos días, a la sala de Audiencia, y habiéndose dispuesto por ésta que por un médico se procediera al reconocimiento de su estado civil, se negó rotundamente a ello, decidiéndose, entonces, a declarar que, efectivamente, pertenecía al sexo femenino; antes que soportar el hecho impúdico que había de resultar de dicho reconocimiento.

---

[114] [Nota del editor] De acuerdo a la documentación histórica, el abogado que levanta el caso de Juana de León es José Ángel Garrido.

[115] Como hemos señalado en otras partes del texto, el nombre del obispo de La Habana fue Juan José Díaz de Espada y Landa.

El tribunal, que conocía de la causa, aceptó la confesión hecha por la que hasta entonces se había llamado Dr. Faber y se sirvió de ella como prueba poderosa para justificar la ocultación que había hecho de su estado civil y su falsedad en los documentos oficiales que hubo de suscribir para la celebración de un matrimonio, habiendo sido condenada a diez años de reclusión en la Casa de Recogidas de mujeres, establecida en la Capital de la Isla.

El Obispo de La Habana, al enterarse de la mencionada condena, se entrevistó con el Gobernador y Capitán General de la Isla, para interesarse por el bien de Enriqueta Faber, y obtuvo que dispusiera a concederle el indulto, a esta última, con la expresa condición de que había de abandonar el territorio de Cuba, como así lo hizo, marchándose, pocos días después, para la Florida.

Los que conocían los trabajos profesionales del Dr. Faber, siendo peritos en la materia aseguraban que era un aventajado discípulo de Galeno y Esculapio, por su verdadera vocación para el sacerdocio que ejercía.

Informaciones que tuvieron en Baracoa después de haber salido Enriqueta Faber del territorio de Cuba, vinieron a aclarar que aquella había sido casada con un médico distinguido de Francia, que murió, en campaña, prestando sus servicios a los ejércitos de Napoleón.

Que el nombre y apellido de Enriqueta Faber eran otros; pero que ella había adoptado los que llevaba, de Enrique Faber, su esposo muerto para usar su título de Dr. en Medicina, pudiendo de ese modo ocultar su estado civil y ejercer su profesión de médico, lejos de Francia, donde fuera completamente desconocida.

Que Enriqueta Faber, o como se llamara, estuvo a punto de volverse loca, con motivo de haber perdido la única hija que tuvo con su esposo, y que falleció en el territorio de Francia, teniendo esta última una fisonomía muy parecida a la de Juana de León, suponiéndose que, por ese motivo, había contraído con ella matrimonio.

Que agobiada por los sufrimientos que le produjo la muerte de su esposo, resolvió venir a América a la Isla de Cuba, dispuesta a ejercer la Medicina, obteniendo del Promedicato de Madrid el nombramiento de Representante suyo en Baracoa y autorización para ejercer su profesión en todo el territorio de la Isla de Cuba.

Que la casualidad, o lo que fuere, le puso en medio de su camino en Baracoa, lo que ella estimaba la efigie de su inolvidable hija, representada en la Srta. Juana de León, disponiéndose a hacerla su compañera perpetua, por impulsos vehementes de su corazón, olvidándose de que con su procedimiento había de realizar un delito que, tarde o temprano, tenía que descubrirse.

Después de la salida del territorio de Cuba Enriqueta Faber, o como se llamara, por disposición del Gobernador y Capitán General, embarcándose para la Florida, nada llegó a saberse, de su existencia en aquel lugar; pero, allá por los años 1906, el Sr. Clemente Vázquez, representante del Gobierno de México en La Habana, publicó una novela histórica titulada *Enriqueta Faber*, en la que manifestaba que esta última después de su salida del territorio de Cuba, con dirección a la Florida, ejerció en este último lugar, nuevamente, su profesión de médico, con gran éxito, usando el traje de hombre, alcanzando una numerosa clientela que le proporcionó fama y mucho dinero; agregándose en la referida novela histórica lo siguiente:

Arrepentida de sus culpas, Enriqueta Faber, ingresó en el monasterio de México, con el nombre de Sor Magdalena, dándose la rara coincidencia de encontrarse con la Superiora de dicha Institución, que fuera Juana de León, con quien había contraído matrimonio en Baracoa.

Fue designada para prestar sus servicios religiosos a los Estados Unidos, yendo a bordo de un buque que, en su travesía, fue azotado por un temporal que le hizo muchos daños y averías, y encontrándose herido un tripulante del mismo, sobre cubierta, acudió hacia él, muy solícita, a prestarle sus cuidados Sor Magdalena, en momentos en que un golpe de mar invadía la embarcación, arrastrándola al agua, y a su socorrido, pereciendo ahogados.

La revista *Ecos del Yunque*, que se publicaba en esta localidad, en el año 1910, en su número correspondiente al día 30 de septiembre, refiriéndose a lo expuesto en la novela histórica antes expresada de que Enriqueta Faber, al hacer su entrada en el monasterio de México, para ofrecer en el mismo sus servicios espirituales, se encontró, por rara coincidencia, con que la Superiora de esa Institución era la Srta. Juana de León, con la que ella había contraído matrimonio en Baracoa, rectificó esa afirmación, en el sentido de que Juana de León no había salido nunca de Baracoa y había celebrado nuevas nupcias en la iglesia parroquial de esta ciudad, con el Sr. Eduardo Chicoy, según consta en el libro registro de esta última[116].

Después de anulado, por los tribunales de Justicia, el matrimonio del Dr. Enrique Faber, la Srta. Juana de León, al abrigo de sus padres, se encontraba siempre muy afligida, sin querer asistir a ninguna de las fiestas y reuniones para las cuales se le invitaba con insistencia por sus numerosos amigos, y en su misma casa se le veía muy retraída, eludiendo su presencia ante las personas que visitaban a su familia.

Las más de las veces se le veía recogida en su habitación, rezando delante del altar, donde tenía la imagen de la Virgen de la Caridad, y haciendo promesas. Era muy caritativa y extendía su mano generosa para realizar obras piadosas entre los pobres.

De nada servían los esfuerzos para realizaban sus padres y demás familiares para hacerla salir de su retraimiento, cosa que producía grandísimo sentimientos a aquéllos.

Pasaron algunos meses, y viendo Juana que su querida madre se encontraba enferma, más del espíritu que de la materia, se decidió a mostrar en su carácter alguna alegría, para conseguir la curación de la autora de sus días.

Concurrió, entonces, a algunas reuniones y se vio precisada a aceptar, aunque con alguna frialdad, las atenciones y galanteos de que era objeto por parte de sus admiradores, entre los jóvenes de esta sociedad, porque, indudablemente, Juana tenía muchos atractivos, por su gracia, su belleza y su elegancia, que resaltaban mucho por las demostraciones de su exquisita cultura.

En cierta ocasión se vio asomar en los labios de la madre de Juana una sonrisa de satisfacción; y era que había visto que su hija prestaba mucha atención a los galanteos que le hacía un apuesto joven, de aspecto y modales de refinada cultura y de respetable posición económica.

Este joven se llamaba Eduardo Chicoy. Y fueron tan acertados los presentimientos del corazón de la madre, que a los pocos días vio, en otra reunión familiar, a la que asistió con su hija, que el mismo Eduardo

---

[116] [Nota del editor] En la crónica de Las Cuevas, la primera referencia al novio de Juana de León aparece como Miguel Chicoy. Sin embargo, las referencias que siguen a este individuo lo nombran como Eduardo Chicoy. Suponemos que el nombre debe ser Eduardo.

Chicoy le entregó, en forma misteriosa, un papel a Juana, papel que fue colocado por ésta en su seno, con gran interés.

Pocos días después vio que Eduardo Chicoy, en la misma casa de Juana, le entregó a ésta una hermosa flor, que colocó en su traje junto al pecho.

Apenas se hubo marchado Eduardo Chicoy, la madre de Juana buscó la oportunidad de encontrarse a solas con su marido, para ponerle en conocimiento de lo que había visto hacer por su hija en la reunión familiar, aceptando un papel de Eduardo Chicoy, y en su misma casa, una flor que éste le había entregado a aquella, colocándosela en su traje, junto al pecho.

Los padres de Juana tenían plena confianza en la discreción de ésta, y confiados en la caballerosidad de Eduardo Chicoy, su pretendiente, esperaban que éste les revelara sus propósitos de celebrar relaciones formales con su hija y fijar la fecha en que había de celebrarse el matrimonio.

Y así lo hizo el Sr. Eduardo sentándose en forma solemne, y diciéndoles que tenía el alto honor de solicitar de ellos la autorización para celebrar relaciones amorosas con su hija, con quien se proponía contraer matrimonio dentro del plazo de tres meses.

Los padres de Juana llamaron a ésta ante su presencia y le preguntaron si ella estaba dispuesta a aceptar por esposo al Sr. Eduardo Chicoy, y al responder, algo tímida y ruborosa, afirmativamente, aquéllos le manifestaron a este último que, desde luego, podía visitar su casa, como novio de su hija, y que más adelante trataría acerca de la fecha que debía fijarse para la celebración del matrimonio.

La noticia del próximo casamiento de los enamorados jóvenes circuló por todos los ámbitos de esta ciudad y fue acogida con agrado por todos los elementos de la sociedad, por sus conocidas virtudes, siempre dispuesta a ofrecer su protección a los menesterosos, haciendo obras de caridad muy a menudo.

Su novio, el Sr. Eduardo Chicoy, era también muy apreciado en esta sociedad, por su caballerosidad y sus excelentes condiciones de carácter.

Al día siguiente del matrimonio de ambos jóvenes recibieron muchas manifestaciones de simpatías y cariño por parte de todos los elementos de este pueblo.

Juana estableció un dispensario para los pobres, recurriendo al mismo las personas que se encontraban en estado de indigencia.

También destinó una cantidad para la celebración de fiestas religiosas dedicadas a la Virgen de la Caridad y a la Santa Cruz de la Parra.

El hogar de los esposos Eduardo Chicoy y Juana de León fue un recinto de amor consagrado por el ángel de la dicha y la felicidad, habiendo procedido de él miembros muy estimados en esta sociedad, contándose entre ellos hijos y nietos de aquéllos y entre estos últimos, el Sr. Eduardo Gaya Chicoy, que falleció en La Habana en el año 1913, después de haber constituido una familia distinguida en esta ciudad, y el Sr. Eduardo Chicoy, residente en España, siendo jefe prestigioso del Ejército de esa Nación.

IX. Bibliografía

"Bando de Buen Gobierno que Rige desde los Tiempos del Excmo. Sr. Conde de Santa Clara", publicado en la Ciudad de La Habana el día 28 de enero de 1799, con Aprobación y Adiciones del Excmo. Sr. Marqués de Someruelos, y del actual Excmo. Sr. Gobernador y Capitán General Juan Díaz de Apodaca. La Habana. Oficina de Arazoza y Soler, 1816.

ALMENDROS, NÉSTOR, y JIMÉNEZ-LEAL, ORLANDO, *Conducta impropia*, Madrid, Editorial Playor, 1984.

—————, *Conducta impropia*, producido y dirigido por Néstor Almendros y Orlando Jiménez Leal. 115 min. Cinevista, 1984.

AYÉN, XAVI. "El rastro de Enriqueta Faber, que luchó en Rusia con las tropas de Napoleón, se pierde en Nueva Orleáns", en *La Vanguardia Digital*, 26 de noviembre de 2001. Reproducido en *Cubanet*, 26 de noviembre de 2001, 15 de enero de 2006. <http://www.cubanet.org/CNews/nov01/26o6.htm.>.

BACARDÍ MOREAU, EMILIO, *Crónicas de Santiago de Cuba*, 2ª ed., vol. 2, Madrid, Breogán, 1972: pp. 218-219.

BEJEL, EMILIO, *Gay Cuban Nation*, Chicago, The University of Chicago Press, 2001.

BENÍTEZ ROJO, ANTONIO, "Entrevista con María Rita Corticelli", *literatura.us*. Sin fecha. 15 de enero de 2006. <http://www.literatura.us/rojo/maria.html>.

—————, *Mujer en traje de batalla*, Madrid, Alfaguara, 2001.

BUTLER, JUDITH, *Bodies that Matter*, New York, Routledge, 1993.

—————, *Gender Trouble: Feminism and the Subversion of Identity*, Nueva York, Routledge, 1990.

CALCAGNO, FRANCISCO, *Diccionario biográfico cubano [comprende hasta 1878]*, Nueva York, Ponce de León, 1878.

—————, *Don Enriquito: novela histórica cubana*, La Habana, El Pilar, 1895.

—————, *El casamiento misterioso (Musiú Enriquito)*, Barcelona, Casa Editorial Maucci, 1897.

CAMAYD-FREIXAS, ERIK, "El fractal de Mandelbrot. Del travestismo al Caos: fuentes del nuevo realismo aleatorio de Antonio Benítez Rojo, *Mujer en traje de batalla*", *Caribe* 10.1 (2007): 7-48.

CAUGHIE, PAMELA L., *Passing and Pedagogy: the Dynamics of Responsibility*. Urbana y Chicago: University of Illinois Press, 1999.

CLEMENTE VÁZQUEZ, ANDRÉS, *Enriqueta Faber, ensayo de novela histórica*, La Habana, La Universal, 1894.

COLLARD, PATRICK, "Fabricando a la Faber (Sobre Antonio Benítez Rojo y su *Mujer en traje de batalla*)". en *Murales, figuras, fronteras: narrativa e historia en el Caribe y Centroamérica*, Eds. Collard y Rita de Maeseneer, Madrid y Frankfurt, Iberoamericana, 2003: pp. 159-85.

CUADRA, IVONNE, "Entre la historia y la ficción: el travestismo de Enriqueta Faber", *Hispania* 87 (2004): 220-26.
CUEVAS MORILLO, ERNESTO DE LAS, *Baracoa ante la historia*, Baracoa, *La Crónica*, 1924.
——————, *Enriqueta Faber o el médico mujer*, Baracoa, *La Crónica*, 1936.
——————, *Narraciones históricas de Baracoa*, Baracoa, *La Crónica*, 1919.
DANIELSON, ROSS, *Cuban Medicine*, New Brunswick, N.J., Transaction Books, 1979.
DOR, JOËL, *Introduction to the Reading of Lacan: the Unconscious Structured Like a Language*, Ed. Judith Feher Gurewich; Trans. Susan Fairfield, Northvale y Londres, Aronson, 1997.
EFUNDÉ, AGÚN, *Los secretos de la Santería*, Miami, Ediciones Universal, 1978.
FERNÁNDEZ DE CUEVAS, LAUREANO, ED. "Causa célebre". *La Administración, periódico jurídico, administrativo y rentístico*, La Habana, Imprenta La Cubana, 1860: pp. 172-175; 218-221; 297-302; 344-350.
FINK, BRUCE, "There's no such thing as a Sexual Relationship", en *The Lacanian Subject: Between Language and Jouissance*, Princeton, Princeton University Press, 1995: pp. 104-121.
FREUD, SIGMUND, *The Freud Reader*, Ed. Peter Gay, New York, Norton, 1989.
GARBER, MARJORIE, *Vested Interests: Cross-dressing and Cultural Anxiety*, Londres y Nueva York, Routledge, 1992.
GARCÍA MARRUZ, FINA, *"Amistad funesta"*, en *Temas martianos*, Biblioteca Nacional, La Habana, 1969: pp. 282-291.
GILPIN, MARGARET Y BERNAZA, LUIS FELIPE, *Mariposas en el Andamio*, producido y dirigido por Margaret Gilpin y Luis Felipe Bernaza, 74 min. Water Bearer Films, 1995.
GONZÁLEZ PAGÉS, JULIO CÉSAR, "Teorizando: macho, varón, masculino y algo más", *Cuba Literaria* [en línea]. Sin fecha. Disponible en Internet: <http://www.cubaliteraria.com/estudios_genero/genero_masc_cuba.asp>. 12 páginas.
GONZÁLEZ, MANUEL PEDRO, Prefacio, *Lucía Jerez*, por José Martí; Madrid, Editorial Gredos, 1969: pp. 9-58
GORDON, RICHARD D., "The Domestication of the Ensign Nun: *La monja alférez* and Mexican Identity", *Hispania* 87.4 (2004): 675-681.
GRASILIER, LÉONCE, "Henriette Faber, femme-médecin", en *Archives provinciales de médecine* París, Institut international de bibliographie scientifique, 1900: Sin página.
GUTIÉRREZ ALEA, TOMÁS, y TABÍO, JUAN CARLOS, *Fresa y chocolate*, producido y dirigido por Tomás Gutiérrez Alea y Juan Carlos Tabío. 110 min. ICAIC-España-México, 1993.
HENRÍQUEZ UREÑA, MAX, *Panorama histórico de la Literatura cubana*, Puerto Rico, Ediciones Mirador, 1963.
HERNÁNDEZ, JOSÉ JOAQUÍN, "El médico-mujer", en *Ensayos literarios*. Eds. Hernández, Pedro Santicilia y Francisco Baralt. Santiago de Cuba, Imprenta de la Real Sociedad Económica, 1846: pp. 357-370.
LACAN, JACQUES, *Écrits: A Selection*. Trans. Alan Sheridan, New York, Norton, 1977.
LARA, MARÍA JULIA DE, "Labor médica de la mujer en Cuba", en *Cuadernos de historia de la salud pública* [La Habana, Cuba] 28 (1964): 88-106.
LEANTE, CÉSAR. "Confesiones sencillas de un escritor barroco", en *Recopilación de textos*

sobre Alejo Carpentier, Ed. Salvador Arias, La Habana, Casa de las Américas, 1974: pp. 57-70

López Martínez, M., "La primera médico en Cuba, ¿Leyenda o realidad?", *Revista Avances Médicos de Cuba*, 5.15 (1998): 58-59.

Marrero, Leví. "La cirujana suiza que para ejercer como tal, debió hacer creer que era hombre" que aparece en *Cuba: economía y sociedad*. Madrid, Playor XIV, 1988, p. 53.

Marqués de Armas, Pedro. "Ronda nocturna: itinerarios del discurso homofóbico cubano", *La Habana Elegante* [en línea]. 2003. Disponible en Internet: <http://www.habanaelegante.com/Winter2003/Panoptico.html>.

Méndez Rodenas, Adriana, "Mujeres deseantes en *Las honradas* y *Las impuras* de Miguel de Carrión: 'Este sexo que no es uno'", *Revista Iberoamericana* 56 (1990): 1009-25.

Merrim, Stephanie, "Catalina de Erauso: From Anomaly to Icon" en *Coded Encounters: Writing, Gender, and ethnicity in Colonial Latin America*, Ed. Francisco Javier Cevallos Candau, et. al. Amherst: University of Massachusetts Press, 1994: pp. 177-205

Monsiváis, Carlos, "Los 41 y la gran redada" *Letras Libres* 4.40 (2002): 22-28.

Montané, Luis, "La pederastia en Cuba", *El Progreso Médico* (La Habana, 1890): 117-125.

Morán, Francisco, "Itinerarios del deseo: apuntes para una lectura del poema 'Bajo-relieve,' de Julián del Casal" *La Habana Elegante* [en línea]. 2003. Disponible en Internet: <http://www.habanaelegante.com/Winter2003/Hojas.html>.

Musiak, Diego, *Historias clandestinas en La Habana*, producido y dirigido por Diego Musiak. 85 min. Adagio Films, 1997.

Myers, Kathleen Ann, "Writing on the Frontier: Blurring Gender and Genre in the Monja Alférez's Account", en *Mapping Colonial Spanish America: Places and Commonplaces of Identity, Culture and Experience*, Eds. Santa Arias y Mariselle Meléndez. Lewisburg: Bucknell University Press, 2002: pp. 81-201.

Pancrazio, James J. "El *performance* del travestí en los textos (des)conocidos de Alejo Carpentier, *Revista Iberoamericana* 205 (2003): 935-949.

—————, *The Logic of Fetishism: Alejo Carpentier and The Cuban Tradition*, Lewisburg, PA, Bucknell University Press, 2004.

—————, "Transvested Autobiography: Apocrypha and the *Monja Alférez*", *Bulletin of Hispanic Studies* 78.4 (2001): 455-73.

—————, "¡Que nos olvidemos de Alejo Carpentier!", *Revista Hispano-Cubana* 21 (2005): 117-120.

Pelayo Yero [Martínez], Gabriel, *Enriqueta Faber, médico y mujer*, Baracoa: La Semana, 1956.

Perry, Mary Elizabeth, "From Convent to Battlefield. Cross-Dressing and Gendering the Self in the New World of Imperial Spain", en *Queer Iberia: Sexualities, Cultures, and Crossings from the Middle Ages to the Renaissance*, Eds. Josiah Blackmore y Gregory S. Hutcheson, Durham, Duke University Press, 1999: pp. 394-419.

Pichardo, Esteban, *Diccionario provincial casi razonado de voces y frases cubanas*, La Habana, Editorial de Ciencias Sociales, 1985.

Piñera, Virgilio, "La *Amistad funesta*", en *Poesía y crítica* (prólogo de Antón Arrufat), Cien del Mundo, México, 1994: pp. 235-242.

PORTUONDO, FERNANDO, *Historia de Cuba. 1492-1898*, La Habana, Instituto Cubano del Libro, 1965.

ROIG DE LEUCHSENRING, EMILIO, "La primera mujer médico de Cuba, en 1819", en *Médicos y medicina en Cuba: historia, biografía, costumbrismo*, La Habana, Museo Histórico de las Ciencias Médicas Carlos J. Finlay, 1965: pp. 31-49.

ROJAS, MARTA, "Enriqueta Faber, 'la mujer hombre' o 'el médico mujer'", *La Jiribilla* 122. [en línea]. 2003. Disponible en Internet: <http://www.lajiribilla.cu/2003/n122_09/paraimprimir/122_10_imp.html>.

SARDUY, SEVERO, *Cobra*, Buenos Aires, Sudamericana, 1974.

————, *Colibrí*, Barcelona, Argos Vergara, 1984.

————, *De dónde son los cantantes*, México, J. Mortiz, 1970.

————, *Escrito sobre un cuerpo*, Buenos Aires, Sudamericana, 1969.

————, *La simulación*, Caracas, Monte Ávila, 1982.

————, *Written on a Body*, translated by Carol Maier, New York, Lumen Books, 1989.

SIERRA MADERO, ABEL, "La policía del sexo, la homofobia durante el siglo XIX en Cuba, Partes I, II, III" *Sexovida.com* [en línea]. Sin fecha. Disponible en Internet: <http://www.sexovida.com/colegas/policia.htm>.

————, *La nación sexuada*. La Habana, Editorial Ciencias Sociales, 2001.

TOIRAC ESCASENA, INCIANO D., *Baracoa: vicisitudes y florecimiento*, EE.UU.: s.n., 1998.

VELASCO, SHERRY M., *The Lieutenant Nun: Transgenderism, Lesbian Desire, and Catalina de Erauso*, Austin, University of Texas Press, 2001.

VIDAURRE, MANUEL LORENZO DE, "De la renuncia al empleo en Puerto Príncipe", en *Cartas americanas*, ed. Alberto Tauro, Lima, Comisión Nacional del Sesquicentenario, 1973: pp. 341-342.

VITIER, CINTIO, GARCÍA MARRUZ, FINA y FRIOL, ROBERTO, *La literatura en el Papel Periódico de la Havana 1790-1805*, Editorial Letras Cubanas, La Habana, 1990: pp. 59-60.

Verbum ✺ ENSAYO

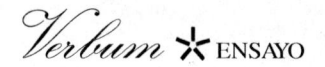

Últimos títulos publicados:

JOSÉ LEZAMA LIMA:
  La Habana
CARLOS JAVIER MORALES:
  La poética de José Martí en su contexto
AIDA HEREDIA:
  La poesía de José Kozer
ROSARIO REXACH:
  Estudios sobre Gertrudis Gómez de Avellaneda
SEVERO SARDUY:
  Cartas
MARIELA A. GUTIÉRREZ:
  Lydia Cabrera: Aproximaciones mítico-simbólicas a su cuentística
ENRIQUE PÉREZ CISNEROS:
  En torno al "98" cubano
JOSÉ OLIVIO JIMÉNEZ:
  Poetas contemporáneos de España e Hispanoamérica
JOSÉ LEZAMA LIMA:
  Cartas a Eloísa y otra correspondencia
RAQUEL ROMEU:
  Voces de mujeres en las letras cubanas
MANUEL MORENO FRAGINALS, RAFAEL ROJAS y otros:
  Cien años de historia de Cuba (1898-1998)
JOSÉ LEZAMA LIMA:
  La posibilidad infinita. Archivo de José Lezama Lima
ROBERTO GONZÁLEZ ECHEVARRÍA:
  La voz de los maestros. Escritura y autoridad en la literatura latinoamericana contemporánea
WILLIAM LUIS:
  Lunes de Revolución. Literatura y cultura en los primeros años de la Revolución Cubana
ADRIANA MÉNDEZ RODENAS:
  Cuba en su imagen: Historia e identidad en la literatura cubana
RICARDO LOBATO MORCHÓN:
  El teatro del absurdo en Cuba (1948-1968)
JOSÉ LEZAMA LIMA:
  Poesía y prosa. Antología
ENRIQUE PÉREZ CISNEROS:
  El reformismo español en Cuba

LEOPOLDO FORNÉS:
  Cuba. Cronología
ÁNGEL ESTEBAN:
  Bécquer en Martí
FRANCISCO MORÁN:
  La Habana Elegante
JOAQUÍN P. PUJOL (ed.):
  Cuba: políticas económicas para la transición
LANDRY-WILFRID MIAMPIKA:
  Transculturación y poscolonialismo en el Caribe.
  Versiones y subversiones de Alejo Carpentier
ÁLVARO SALVADOR y ÁNGEL ESTEBAN (Editores):
  Alejo Carpentier: Un siglo entre luces
JOSÉ GOMÁRIZ:
  Colonialismo e independencia cultural.
  La narración del artista e ntelectual hispanoamericano del siglo XIX
JOSÉ MANUEL LÓPEZ DE ABIADA y JOSÉ MORALES SARAVIA (Editores):
  Boom y *Postboom* desde el nuevo siglo: impacto y recepción
IDALIA MOREJÓN, ENRIQUE SAÍNZ, IVETTE FUENTES y OSMAR DÁNCHEZ AGUILERA:
  Cuatro ensayos sobre poesía cubana
ARACELI TINAJERO:
  El lector de tabaquería. Historia de una tradición cubana
JULIÁN B. SOREL:
  El poscastrismo y otros ensayos contrarrevolucionarios
ANA BELÉN MARTÍN SEVILLANO:
  Sociedad civil y arte en Cuba: Cuento y artes plásticas en el cambio de siglo (1980-2000)
ROBERTO GONZÁLEZ ECHEVARRÍA:
  Cartas de Carpentier
CARMEN ALEMANY BAY y REMEDIOS MATAIX (Editoras):
  Sobre Dulce María Loynaz
FRANCISCO MORAN:
  Julián del Casal o los pliegues del deseo
JAMES J. PANCRAZIO:
  Enriqueta Faber: tavestismo, documentos e historia